Multimodal exercise

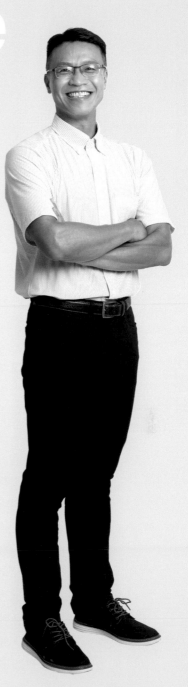

八卦導引

多模式運動全書

張育愷 著

結合學術精華和武術經驗──八卦導引

何宗融　花蓮慈濟醫院副院長兼中醫部部主任
中華角力／太極／武術 國家級裁判／教練

　　很榮幸能為張育愷教授寫序，一位在運動心理學領域備受矚目
的學者，也是臺灣運動心理學的領航者之一。張教授不僅在學術界
有豐富的研究經歷，更以其卓越的中國武術成就和運動心理學專業
知識，展現了獨特的綜合能力。

　　與張教授的緣分除可溯源至中學及大學時代的學弟學長關係，
更可貴的是我們對於武術運動同樣執著投入。多年來，我從實證角
度解析太極拳的醫學價值，「吞天之氣，借力之力，壽人以柔」武
術文化蘊涵的深厚智慧，在運動中不僅是體能的培養，更是對心智
的修習，一種平衡的追求，而這樣的習練已被研究證實可以轉化為
健康效益、提升生活品質。

　　《八卦導引多模式運動全書》介紹了張教授結合學術精華和武
術經驗，所創造出一種獨特的運動模式──八卦導引。對我而言，
這不僅僅是一種運動，更是一門結合了文武精華的健身藝術，能帶
給人由外而內的感受，在習練過程相信身心都會有所收穫。

　　中醫除了治病外，也著重於預防的概念，強調未病防病和已病
治病，養生運動功法就是改善疾病狀態的方式之一。《八卦導引多
模式運動全書》中，張教授從科學的角度深入討論了運動如何帶來
健康效益、促進大腦健康，談社會互動、正念冥想，同時注入了武
術的脈絡，使整體運動更加豐富而有趣。

　　「做中學，學中覺，覺中悟，悟中習」人要經歷過才能體會得
到，我誠摯邀請各位朋友將書本翻開親身體驗感受。

蔡宇哲　　哇賽心理學創辦人

健身運動心理學的理論與生活實踐

　　多年前在講座上初遇張育愷老師，一開始就被其學識淵博與熱情分享所折服。私下聊天時又感覺，原來形容一個人精氣神俱佳就是這種狀態啊！不僅在學校教學研究服務外，育愷老師還擔任多個國內外學會的要職，在如此繁忙的生活中，還能維持如此良好的心身狀態，著實不是件容易的事。

　　有次和育愷老師聊到心身平衡的秘訣，他說都有賴於一直學習八卦掌的緣故，這讓我大長知識，武術拳術我一直以為注重在練身體，但原來當中還包含不少心理與心智方面的鍛鍊，也難怪育愷老師會如此極力推動大家練習。

　　身與心是相互影響、不可分離的關係，現在人常見的壓力、睡眠與情緒相關的問題，除了藥物與保健食品以外，找到一個適合自己的心身鍛鍊法，才是能夠長久維持的治本之道。

　　《八卦導引多模式運動全書》可說是濃縮了育愷老師的畢生功力，不僅從東方觀點來說明八卦掌的緣起與內涵，更佐以西方腦科學、運動科學的知識，來講解為什麼可以有如此平衡心身之效。讀起來會有融會貫通的感覺，甚至讓人有點觸及運動之「道」。不僅了解更要身體力行，書中也有詳細的動作分解圖示與解說，讓讀者可以在家中尋得片刻時間就可以開始鍛鍊與體驗。

　　透過育愷老師的教學與引導，來找到合適自己的心身平衡之道吧！

以東方哲學文化底蘊，
結合西方運動和大腦科學的
健身樂活指南

鄭世忠　教育部體育署署長
國立體育大學競技與教練科學研究所教授

　　非常榮幸受邀推薦張育愷研究講座教授的傑作，《八卦導引多模式運動全書》。

　　我與張教授於2009年一同聘至國立體育大學，為同窗學者。相識以來，知曉他在競技與健身運動心理學學術領域不斷耕耘，並有非凡成就，如曾多次榮獲全球前2%的頂尖科學家、科技部（現國科會）傑出研究獎、吳大猷獎等。值得一提的是，張教授亦積極親身參與運動，尤熱愛國術項目，曾代表臺灣榮獲2015年世界國術錦標賽內家拳銀牌。

　　閱讀本書後發現，張教授所建立之

八卦導引多模式運動，不僅納入多年鑽研八卦掌的技法與對古典《易經》哲理理解等深度文化底蘊，更進一步結合西方之運動科學、大腦科學等嚴謹之學術研究，巧妙與獨創地將「四身二文美」：健身、養身、修身、防身、文化與美學，六位一體之概念融入，藉由此東西方融合之多模式的健身運動型式，達到強身健體與提升大腦認知功能，進而實現增加身體健康、促進心智康樂，以及豐富精神藝文的樂活生命。

本人接任體育署署長後，「全民規律從事健身運動」即為重要之推動計畫議題之一，該議題特別強調遵循規律健身運動之重要性，並堅守提升臺灣國民規律健身運動參與者人口數量之目標。相信此書之出版，得以提升社會大眾健身運動如何促進健康之知能，亦藉此知識之分享為欲邁向健身運動參與之國民提供指南。

誠摯推薦這本書給所有追求身心健康與生活品質提升的讀者。讓我們一起跟隨張教授的腳步，探索一個更加豐富、平衡且充滿活力的八卦導引生活。

深入淺出、匠心獨具的
高效健身運動

蘇昭蓉　財團法人蘇天財文教基金會董事長

　　財團法人蘇天財文教基金會致力於健康議題，尤其關注高齡者和失智症，不僅推動慢性病自我管理課程，也透過書籍出版提供預防及照護指引，給予社會大眾支持和關懷。基金會過去亦有諸多健康相關主題之出版，涵蓋慢性疾病管理、失智症的飲食預防等，而張育愷研究講座教授的這本《八卦導引多模式運動全書》聚焦在健身運動，正好與過去出版物相輔相成。此書不僅提供預防疾病、提升正向情緒之途徑，更帶領讀者透過健身運動促進大腦健康，進而實現樂活生命之願景。

　　美國運動醫學會「Exercise is Medicine」之倡議，旨在鼓勵將身體活動、健身運動介入作為疾病預防和治療之處方，亦呼應我們基金會於

失智預防提倡「1、2、3、4 不失智，吃好、睡好、用腦、運動不可少！」，強調運動是預防失智之健康行為中重要的一環。然而，儘管運動與健康意識已經日益普及，知道運動的好處卻遲遲未能展開行動者仍不在少數，無論是缺少時間或缺乏方法，張教授的這本《八卦導引多模式運動全書》即直搗這些痛點，提供一套高效的健身運動：「八卦導引」。值得一提的是，書中不只從科學的角度解析健身運動效益、分享健身運動如何塑造大腦，更手把手的引領讀者一同進行運動，甚至有完整的課程架構讓讀者可以從零開始輕鬆上手！

張教授深入淺出的文字中，蘊含的是滿載的文武精華，可以感受到這套健身運動的匠心獨具。八卦導引最令人著迷的，莫過於它的「厚度」，有別於跑步、重訓等較為單一且重複性高的健身運動，八卦導引融合多種元素，包含有健身運動的體驗、技能認知的學習、交流互動的進行，和正念冥想的體驗等，由「身動、腦動、互動」多管齊下，於是能「健腦」、「健身」、「健心」一次滿足！

相信在《八卦導引多模式運動全書》的帶領下，讀者能收獲知識、得到方法、燃起動力，並起身行動。擁有健康意識、配合飲食管理，再加上健身運動，我們將能更全面的扎實健康基礎、積極的累積健康資本！邀請您一同為自己預約高品質的未來！

健康大腦——
身體健康、心智康樂、精神藝術文化，
三者聚焦的核心要素

本書即是為了想增進樂活生命的大家所寫！

看著身邊六年級以上「壯世代」的朋友，感受到這是工作起飛、家庭繁忙，亦是持續追求自我實現的重要時間段。忙碌的工作、家庭，以及思考對未來生活的不確定性，佔據了大部分的時間，無可避免的忽視了自身的健康，極大的影響我們現在與未來的生命品質。

一直以來育愷對於「生命如何高品質延續」這問題有所關切，時時思慮如何擁有具高品質、高尊嚴、幸福快樂的生命。經過多年的學術探究與生活實踐，發現「樂活生命」是我一直思索問題的答案，它涵蓋「身體健康、心智康樂、精神藝術文化」，而此三者聚焦的核心要素即是「健康大腦」。這樂活生命，乃是需要我們自身決策與實行的「軟實力」，亦是劃時代強大的人工智慧，如生成式預訓練轉換器（GPT）所無法給予。

為達到樂活生命不僅要知曉「為何要做（Why）」、明白「要做什麼（What）」，更是需領悟「如何做（How）」與真正「做（Do）」！經過自身多年在學界於健身運動、心理健康、認知神經科學的學術探究（感謝國家科學與科技委員會研究挹助），再加上過去在東方身心藝術文化的興趣投入，以及對於生活周邊的觀察與實踐，我藉由西方的運動科學與大腦科學，以及東方身體與哲學的智慧，整合出一個高效的健身運動：「八卦導引（Bagua Daoyin）」，為「如何做」、真正「做」提出解決！

　　不僅如此，本書許多研究的闡釋，收錄自我們研究團隊近十年間的學術成果，將我們為國際學術社群的知識更新，用科普方式做分享與呈現，使大眾更加認識健身運動科學、大腦科學，以及心理健康的最新科學知識，亦是稍稍完成了自我心中傳播科學的願望。期望透過有理論的Why、What，更有實務的How、Do，指引更多人邁向樂活生命！！

　　特別感謝財團法人蘇天財文教基金會蘇昭蓉董事長之挹助與推薦，最年輕的體育署鄭世忠署長、武醫何宗融副院長、著名科學Podcaster蔡宇哲，以及各界名人之推薦。籌備期間，感謝李心怡、楊高騰、方仁煜等諸多門人、實驗室成員黃子菀、翁妍菲等的協助，過程中亦更加知曉，每本書背後不只是知識的進展，更是人情的凝聚。亦感謝家人父母、曉怡、Joanna、Matthew、Sydney一路上無盡的鼓勵，這是我堅定持續為社會帶來更好果實的深切動力。

張育愷於臺北劍梅齋

contents

壹 015 關於八卦導引

貳 037 大腦科學與八卦導引

八卦導引創建人簡介

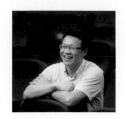

　　張育愷研究講座教授服務於國立臺灣師範大學體育與運動科學系，現亦為身體活動認知神經科學實驗室主持人、國際運動心理學會財務長、亞太運動心理學會副理事長。

　　張教授之學術研究領域聚焦於「競技與健身運動心理學」，尤以「認知神經科學」取向探討「健身運動與心理健康」、「競技／表現心理」，以及「正念」等議題。張教授在學術領域獲獎無數，不僅取得行政院國家科學及技術委員會（國科會）的傑出研究獎、吳大猷先生紀念獎，亦榮獲多個國際學術獎，例如北美身體活動暨運動心理學會年輕學者獎、國際運動心理學會年輕學者獎；自2021起連續榮登全球前2%頂尖科學家。

　　張教授自稱其學術成就係來自於對運動的投入轉化而來！大學時透過對武術的習練與投入，不僅榮獲多項臺灣甚至美國國際賽之金牌，亦代表臺灣榮獲2015年世界國術錦標賽銀牌佳績。透學習武術的概念融入學科學習中，張教授掌握了屬於自己的讀書竅門，悠游於「學術」、「武術」間而樂此不彼。

大腦闖遇上八卦導引Facebook粉專

八卦導引身心藝文中心Youtube頻道

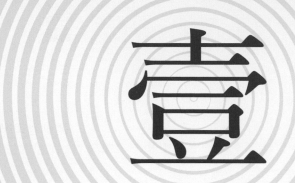

壹

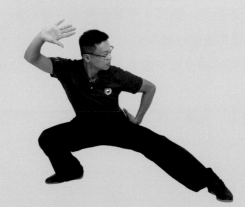

八卦導引東西壁，運動健腦樂生命！

關於
八卦導引

　　主計總處國情統計通報顯示，國人2020年的「平均壽命」為81.3歲，來到歷史高峰，然而「不健康的存活年數」亦達到8.5年的新高，我們是否訝異生命中竟有高達十分之一以上的時間是不健康的生活著？在醫學發達的現今，相信我們期望的不只是壽命的增加，更是要有生命高品質的延長，而**健康即是我們現在與未來高品質生命的重要資本**，必須加以重視！

　　然而，什麼是好的生命？我們是否可以擁有一個具有尊嚴、高品質、快樂的生命？有的！經過多年的學術探究與生活實踐，我把這種生命稱之為「樂活生命」。所謂樂活生命包含三大要素：

身體健康：身體各器官和系統都能夠正常運作與應對日常生活需求，亦是樂活生命的基石。

心智康樂：即生活中有較少的壓力、憂鬱、焦慮等負面心理狀態，以及更高的生活品質，幸福感等正面心理狀態。

精神藝文：以藝術文化，豐富精神層面，讓內心深處豐富並得以永續追尋。

　　三大要素可簡稱：**「健康、快樂、追求」**，這亦是當代強大的人工智慧GPT所無法給予的！GPT是一個基於深度學習技術的大型語言模型，全名為「生成式預訓練轉換器（Generative Pre-Trained Transformer），其獨特的能力在於透過人工智慧的方式進行對話，提供科技、人文到生活等各個領域豐富的知識，並且能夠持續不斷

地更新與擴充。憑藉其強大的語言處理技術，GPT如GhatGPT能夠高效的問答系統和語音識別，甚至可以模擬人類的思維模式，提供更加自然流暢的對話體驗。

▨ Why、What、How、Do

然而，儘管GPT具有極高水準的知能資料庫，它主要提供的是知識與推論，而不為施行決策與實際行動。例如，當我們想要有高品質生命或健康時，ChatGPT能夠提供相關的參考建議甚至策略，但是真正要達到目標，還需要我們自我身體力行地付諸實際行動。換句話說，不僅要有**知曉「為何要做（Why）」、明白「要做什麼（What）」**此ChatGPT可以給予「硬實力」，但真正達到實質的樂活生命更需要我們自我實際決策、努力，以及行動，亦即**領悟「如何做（How）」**與真正「做（Do）」的「軟實力」。更不用說，身體所呈現的藝術美感只有透過我們自身的投入，方可遇見！

有趣的是，「健康、快樂、追求」此三大要素都重疊一個核心，那就是健康我們的「大腦」，亦即只要促進了大腦，將可以一舉三得！因為大腦就是我們所有行為、思考、情緒的真正源頭！

近年大腦科學的研究飛速前進，學界已經知曉即使是成熟的大腦，仍可藉由外在環境與內在思想的改變而產生變化，學術名詞稱之為**「大腦可塑性（Brain Plasticity）」**。而許多健康生活因子，

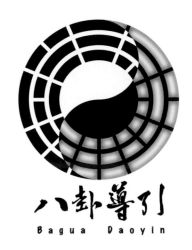

例如**健身運動的參與、認知學習的訓練、社會互動的交流、靜坐冥想的採用，以及營養的補充**等，皆可以正向地塑形大腦。雖然這些健康生活因子都可以各自單獨的影響大腦可塑性，但是在繁忙的生活與有限的時間當中，使得大家對於這些方法望之卻步。

有什麼方法能夠讓我們增進樂活生命的三大要素、健康我們的大腦，又能夠高效率且花費更少時間的取得？**我們團隊藉由西方的運動科學與大腦科學，以及東方身體與哲學的智慧，整合出一個高效的健身運動方式，稱為「八卦導引（Bagua Daoyin）」**！

本書就是為了想增進樂活生命的大家所寫，同時也是為了想讓更多人體驗樂活生命的教練師資們所寫！讓我們透過西方運動科學與大腦科學，並結合東方身體文化藝術的八卦導引，期望透過有理論的Why、What，更有實務的How、Do，提供與幫助您掌握一個全面性、高效率的樂活生命指南！

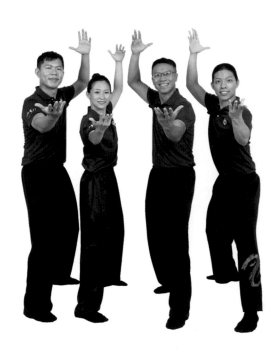

八卦導引是什麼？

「八卦導引」是一個以**「大腦健康」為目標，「樂活生命」為願景**的新世代東西方整合式與科學化的健身運動。具體而言，八卦導引以蘊含東方身體與哲學智慧的武術為載體，並導入西方運動科學與大腦科學之實證研究知識，整合創建出的一種多模式健身運動，期最終達到優質的自我的樂活生命！

八卦導引以**大腦可塑性**為學理基礎，透過**四種健康生活策略（Lifestyle Strategies）**增進大腦健康，包括：**健身運動的參與、技能認知的學習、社會互動的交流，以及正念靜坐的融入。**

透過此學理基礎，八卦導引再進一步約化設計為**「四身二文美（健身、養身、修身、防身、文化、美學）」**，六位一體的核心原

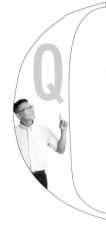

◎ 如何用一句話描述八卦導引？

Ⓐ 八卦導引是以東方身體與哲學智慧的武術為載體，並導入西方運動科學和大腦科學實證研究的知識，整合創建出的多模式健腦運動課程。

　　則，成為以提升「大腦健康」為目標，實現人們優質「樂活生命」願景的獨特健身運動。

　　八卦導引整合專業嚴謹的科學與精心設計的內容，創建出「高效」的健身運動。無論有無運動經驗，皆能輕鬆融入其所創造的輕鬆氣氛，感受八卦導引的魅力。循序漸進的深度學習，將可達到「大腦健康」之目標，並促進身體健康、提升心智康樂、豐富精神藝文的多面向效益，實現人生真實的「樂活生命」！

八卦導引之願景：「樂活生命」

　　八卦導引結合東方身體與哲學智慧的武術，並導入西方運動科學與大腦科學之實證研究，以促進「大腦健康」為目標，循序漸進達到身體、心智、精神層面的健康效益，期達「樂活生命」之願景！

　　八卦導引中心之「樂活生命」為多面向的，其指的是「健

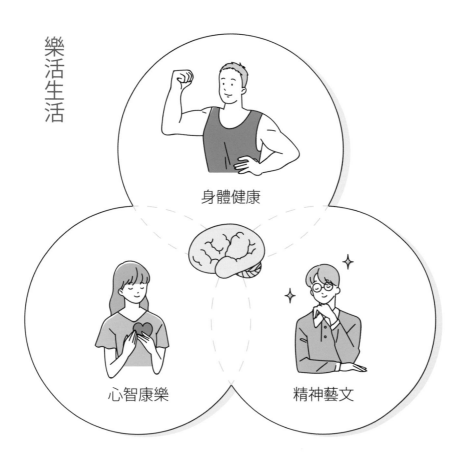

樂活生活

身體健康

心智康樂

精神藝文

康」：增加身體健康、「快樂」：促進心智康樂，以及「追求」：
豐富精神藝文，此「健康、快樂、追求」亦是人生優質生命歷程的
三大核心面向。

▩ 健康：身體健康

　　身體健康是人之根本，是所有追求目標和夢想的基礎，需先穩固此基石。如同一艘在汪洋大海上的船，需有著堅固的船體，才能夠乘風破浪、穩定前進、築夢遠航，健康的身體，才能支持我們盡興追尋屬於自己的未來。八卦導引所增進的身體健康，不僅僅是賦予生命價值**最為基礎，更是至關重要的存在**。

▩ 快樂：心智康樂

　　高品質的生活中，我們希望有較少的負面心理狀態如壓力、憂鬱和焦慮，同時擁有**更多的正面情緒、生活品質、幸福感和滿意度**等。就像是在大海上航行，若船員之間和睦共處，能夠讓船行得更加平穩順利，前進的方向也更加明確。八卦導引所提升的更佳的心智康樂狀態，在追求夢想的旅途中，讓我們能夠更加**穩定、自信地面對未來的挑戰**。

▩ 追求：精神藝文

　　精神藝文是指透過藝術文化來豐富我們的精神層面，使我們內心更加充實、豐富。好比航行中使用羅盤來指引方向，精神藝文可以引領我們向著**更高層次、更高質量，以及更佳長久的目標前進**，進而實現自我價值，創造出精采紛呈的生命。藝術文化的面向十分

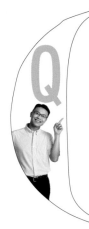

Q　我已經有參加其他運動了，為什麼還需要「八卦導引」？

A

有別於傳統健身運動僅追求強身健體，八卦導引將目標層次提升至「大腦健康」，聚焦這個引領思考、情緒和行動的主宰，提供高效訓練。奠基科學實證之專業建構，將可健身同時健腦，因此八卦導引不僅是健身運動，更是邁向樂活生命之途徑。

多元，而八卦導引系透過自身動作的美化，欣賞身體藝術、深入東方文化，擴大自己的視野並且提升對於人生、世界另一種美麗之理解與體悟。

八卦導引之目標：「大腦健康」

為實現健康、快樂和追求的樂活生命願景，八卦導引以「大腦健康」作為目標。**大腦主宰著我們的思考、情緒和行動，有人稱之為「靈魂生命的硬體」**，重要性可見一斑。

廣義而言，大腦健康指的是生物指標（如：大腦結構等）、行為功能（如：認知功能、睡眠等），以及主觀經驗（如：情緒、焦慮等）的理想狀態。

大腦健康在各年齡層皆為重要，不但影響著孩童、青少年的學

業表現、成年的工作成就、社交關係，甚至在老年的成功老化等皆
與大腦有所關聯，因此如何維持甚至促進大腦健康對於人生各階段
都是至關重要的課題；然而，多數人卻對於如何增進大腦健康，減
緩大腦退化求道無門、苦無對策。

　　透過八卦導引，經由專業累積建構出的高效運動，將可帶領一
同往大腦健康之目標邁進！

八卦導引溯源：緣自東方

　　八卦導引一詞源自東方內家武學之**八卦掌（Bagua Zhang）**與
導引（Daoyin）的結合。

　　八卦掌為中華三大內家拳術之一，其以古典《易經》哲理為基
礎，衍展出**「伸筋拔骨，擰翻走轉」**之動作特色。

　　導引則是中華古代養身法的原稱，蘊含**「導氣令和，引體令
柔」**之意。《雲笈七籤》言：「導引之法，深能益人延年，與調氣
相須，令血脈通，除百病。」，即透過**有意識的身體與心理鍛鍊**，
使得呼吸、氣息更加和順；肢體、姿態更加柔軟，達到「養鍊身
心」。

八卦導引其內含有**調形、調息和調心**
等三要求。

▨ 調形

調形意指**調整身形**，意即調整身體姿
勢、動作。八卦導引以八卦掌母椿的八個
動作為基礎，強調**「伸筋拔骨」**與**「擰翻
走轉」**兩要點。「伸筋拔骨」指透過肢體
末梢的伸長延展，將筋膜和骨架向外撐
拔，來達到經脈的通順與形體結構的正
位。人云：「寧願筋長一吋，不願肉厚一
分」，又說**「筋長一吋，延壽十年」**，筋
長有通經、活血、形氣、袪痛、排毒等諸
多功效，對健身養身而言，至為重要！

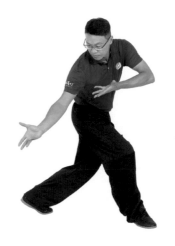

「擰翻」指的是在伸筋拔骨的基礎
下，再將身體四肢與軀幹進行擰旋，達到
更加優化拉伸與延展的效果；「走轉」指
的是行走繞圓，要求身如坐轎、磨脛而
走、步若淌泥、扣膝掩襠，前不亮掌，後
不掀蹄，用以鍛鍊下肢的伸展、肌力、平
衡，以及協調能力。

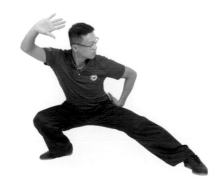

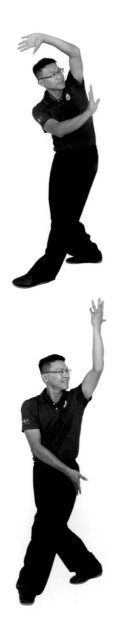

八卦導引內含有八個動作，名稱如下：

猛虎出山、大鵬展翅
獅子張口、白猿獻果
力推八馬、懷中抱月
指天插地、青龍探爪

在練習八卦導引時，首先要了解每個動作的姿勢和要點。接著再進一步體認各動作與五臟六腑，以及經脈之間的關聯性。**五臟**包括「心、肝、脾、肺，以及腎」；而六腑則包括「胃、大腸、小腸、三焦、膀胱，以及膽」。經脈是以包括十二條經脈、任脈、督脈，以及帶脈等為著重，這些都是人體內非常重要的能量通道，如果能夠掌握它們之間的關聯性，可以更好地**調節身體內部的平衡和協調**。因此，在練習八卦導引時，除了要注重動作的姿勢和要點外，還要**注重察覺五臟六腑與經脈的體感體驗**，逐漸達到更高階的八卦導引階段。練習八卦導引時有動作與養身歌訣曰：

猛虎出山理三焦，大鵬展翅陰朝陽；
獅子張口展腎肝，白猿獻果舒心肺；
力推八馬導經絡，懷中抱月通任督；
指天插地撐帶脈，青龍探爪調脾胃；
膽腸膀胱足腿力，八卦導引築基悉。

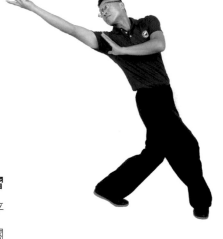

▨ 調息

　　調息意指**調整呼吸**。八卦導引強調**在習練過程當中專注與調控呼吸**，以達到氣息平和。科學研究發現，呼吸與自律神經有關係，尤其是刺激副交感神經的活化（Gerritsen & Band, 2018; Zaccaro et al., 2018），進而產生肌肉放鬆、心跳減緩、血管舒張、舒緩心情、促進消化等身體的煞車現象。

　　此外，透過有效的呼吸，不僅能調節交感神經、副交感神經，使之達到平衡、亦有助內分泌系統的調節、血液之循環、免疫能力之增強、壓力的舒緩、睡眠品質的提升等身心正向效益。

▓ 調心

　　調心意指**調控心思**。八卦導引亦著重調心，亦即調控心理的狀態，或藉由心中意識所建立意象，進行調整。八卦導引要求在習練中，用意識引導動作，以動態與靜態的靜心狀態，將心與身體相結合，達到心神合一的境界。透過調心，亦能調整個體情緒，甚至提升大腦之專注力、記憶力、認知功能。

　　八卦導引之調形、調息、調心並非獨立存在，而是在習練中，有計畫地將調形、調息、調心三方面相互聯繫整合，展現「伸筋拔骨，擰翻走轉」、「導氣令和，引體令柔」的獨特運動展現。

Q

&

A

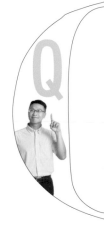

Ⓠ 「八卦導引」的動作特色是什麼？

Ⓐ
八卦導引源自八卦掌與導引的結合，強調「伸筋拔骨」與「擰翻走轉」，並蘊含「導氣令和，引體令柔」。練習過程中再透過練習中的調形、調息，以及調心，達到健身養身的效益！

八卦導引之核心原則：「四身二文美」

八卦導引有別於一般健身運動，不但包含了多種體適能成分，成為**「多成分健身運動（Multi-Component Exercise）」**；為達大腦健康之目的，更進一步將技能認知、社會互動和靜坐冥想等多種健康生活策略融合，成為**「多模式健身運動（Multi-Modal Exercise）」**。此外，八卦導引並以此為基礎約化出「四身二文之美」之核心原則，包含「健身」、「養身」、「防身」、「修身」、「文化」和「美學」，以下將逐一進行介紹。

◎ **Q 我之前沒聽過「多成分健身運動」和「多模式健身運動」，那是什麼？**

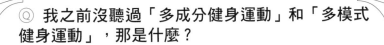

Ⓐ 或許「多成分健身運動」和「多模式健身運動」對您而言是陌生的名詞，但內容是相當親切的。多成分健身運動就是將不同體適能結合的型態，例如：有氧+阻力、阻力+柔軟度等；而「多模式健身運動」則是除了健身運動之外，又另外再加入其他介入方式（如技能認知、靜坐冥想等）。當代科學發現，我們可以藉由「多成分健身運動」和「多模式健身運動」實現達到更多元的健康效益。

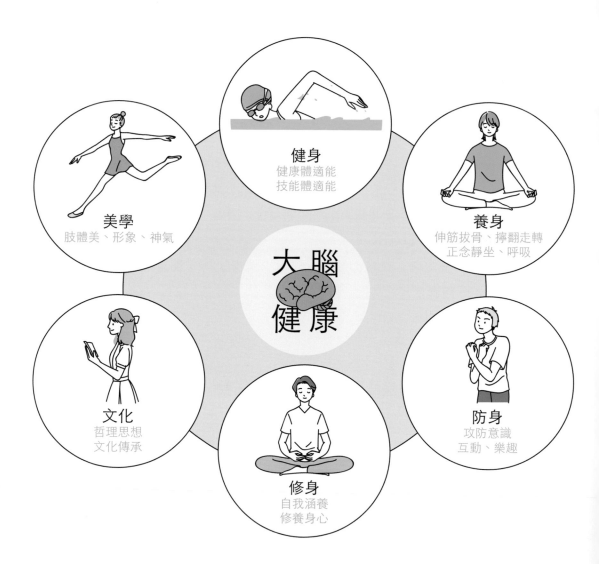

健身
健康體適能
技能體適能

養身
伸筋拔骨、撐翻走轉
正念靜坐、呼吸

美學
肢體美、形象、神氣

大腦
健康

防身
攻防意識
互動、樂趣

文化
哲理思想
文化傳承

修身
自我涵養
修養身心

▨ 健身

八卦導引在運動型態中納含有氧健身運動，以及強調慢速收縮、等長收縮之阻力健身運動，著重動作之控制、融入平衡之挑戰等，使得身體能在**健康體適能**：心肺適能、肌力、肌耐力、柔軟度等；**技能體適能**：協調、平衡等方面，獲得不同的訓練和強化。此**多方的增進健康體適能與技能體適能**，對於身體、心理和大腦均有效益。

▨ 養身

八卦導引中也結合東方健身運動中的伸展，尤其著重特有的**「伸筋拔骨、擰翻走轉」**來伸拉身體筋膜以及結締組織、活絡筋骨。另運用意念引導，以專注力來控制身體協調動作，再配合**正念靜坐和呼吸頤神養氣、調和身心**，同時達到增加柔軟度、減輕受傷風險，又能達到放鬆心情以及減輕壓力之效益。

八卦導引透過有計畫、有系統的設計，保養、調適、預防，累積健康資本，遠離疾病、迎向樂活生命。

▨ 防身

八卦導引源自八卦掌武術，故亦蘊含東方內家武術的技擊攻防意識，可用以雙人練習。八卦導引之設計，包含有雙人**互動**練習八

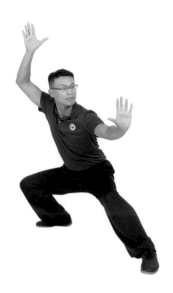

卦掌技法，如此創造出社會互動的環境，不僅可以在過程中體會到一來一往間的樂趣性，也再次正向的提升大腦可塑性，並能加深學員的身體知覺與協調能力，減少如跌倒、拉傷等的發生機率。

▨ 修身

八卦導引源自東方傳承千年之**武學與哲學思想，內重修身養性之本**。此外，八卦掌**以易理說拳理，借武技以修身**，以「心宜靜、體易動、動中求靜、靜中求動」的理念，在走轉過程中的一靜一動、一吸一呼間皆蘊含天道與八卦之意，使習練者在過程中提升**自我涵養，修養身心**。

▨ 美學

八卦掌又稱八卦游身連環掌，以《周易》八卦圖中的卦象為名，以八個卦位為基本八掌，每一卦都有陰陽，每一掌都有陰陽。

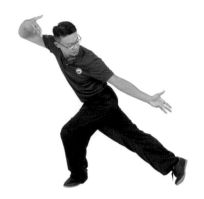

而且陰陽交替，互為轉換，由此演化
出千姿百態、動靜各異的八卦掌武術
招式。**八卦掌的美學價值是肢體動作
中陽剛、陰柔形象、神氣之美為基本
特點。**

八卦掌的陽剛美，是指八卦掌中
強勁雄偉、氣勢巨集大、如餓虎出
林、如泰山壓頂的技擊之術和訓練招
勢。其美學表達形式多為勁力渾厚，
動勢如龍，換勢似鷹，穩固沉實；八
卦掌的陰柔美則是那些委婉清幽、如
風出谷、綿軟如煙、如牽絲線、如清
風霞雲似的纏綿化解術及防禦招式，
其美學表達形式為動勢如雲、行如流
水、轉翻圓活。

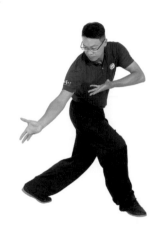

八卦導引看似簡單的動作卻納含
著無數細節，從軀幹的穩定，四肢、
至指尖的張力，無一不是學問；身段
姿態配合著呼吸調節，舉手投足都是
力與美的展現。

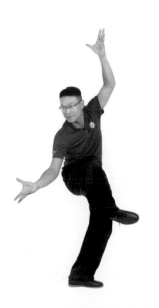

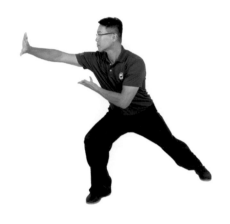

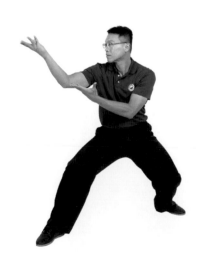

▨ 文化

　　《八卦揉身連環掌》指出，所謂八卦掌者，此掌「指樹為圓，以五行生剋之理，合八卦陰陽之道，寓九宮飛星之巧，藏天干地支之妙用，兵器一理」，亦即，八卦掌以指樹作為練習之源，內含五行生剋、八卦陰陽、九宮飛星、天干地支之中華**哲理思想**，具深度**文化底蘊**。例如八卦掌歌訣有云：

學藝練掌樹為源，太極八卦內裡含；
九宮為妙生變化，陰陽動靜妙無邊；
樹長生枝藝增長，樹根盤旋步法全；
根深葉茂著法廣，精意揣摩藝業寬。

　　練習八卦導引時，亦可參閱搜尋相關八卦掌在過去在歷史洪流中的大小故事、敘說經典人物的貢獻和壯舉，傳遞著**東方中華文化傳承的精神**

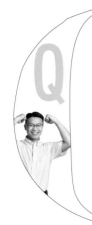

Q 八卦導引的目標、核心原則和願景間有何關聯？

A 八卦導引以大腦健康為目標進行設計，內容包含有「四身二文之美」之核心原則，依循此原則期達身體健康、心智康樂、精神藝文豐富，及所謂「健康、快樂、追求」的「樂活生命」願景。

價值，帶領您感受文化之豐富，和其蘊含之魅力。

八卦導引之優勢特色

(1) 八卦導引結合東方身體與哲學智慧的武術，並導入西方運動科學與大腦科學之實證研究，以促進「大腦健康」為目標，帶領大家邁向「樂活生命」之願景。

(2) 八卦導引透過「伸筋拔骨」與「擰翻走轉」，蘊含「導氣令和，引體令柔」兩要點調整身形、調整呼吸，以及調控心思，同時調形、調息、調心。

(3) 內容設計以「四身二文美」為主題，包含「健身」、「養身」、「防身」、「修身」、「文化」和「美學」，實現身體、心智、精神層面等全方位健康效益。

(4) 將健身運動、技能認知、社會互動、正念靜坐等促進大腦可塑性
的健康生活策略結合，形成多模式的健身運動，「健身」、「健
心」，同時又高效「健腦」！

(5) 全面性的健身運動，包含多成分體適能之訓練，如：心肺適能、
肌力、肌耐力、柔軟度、協調力、平衡力等，循序漸進提升多方面
身體能力。

(6) 結構化之設計，包含有：動熱心肺、柔軟阻力、八卦導引動作、
文化互動、伸展緩和，正念靜坐等多個元素。

(7) 以自身作為健身運動載體，無須器材，空間設備要求低，隨時都
可動！

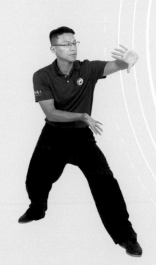

貳

八卦導引導入西方之大腦科學和運動科學，
奠基實證研究基礎，有效「健身」、「健心」又「健腦」！
然八卦導引如何達成？
接下來的說明帶您了解八卦導引所蘊含的大腦科學！

大腦科學
與八卦導引

大腦，是人體最複雜也最重要的器官，其功能和運作方式一直以來都是科學家和醫學界的研究重點。

認識大腦

大腦在人體的溝通網絡中擔任重要樞紐，它接收了來自身體各處和外在環境的資訊，並將之整合、消化為自我經驗，進而影響我們的行為、情感、思考和認知。此外，大腦也控制著身體基礎維生系統，以及動作行為的執行，使身體能隨環境產生變化與適應。需要注意的是，**大腦的結構、運作並非一成不變**，它會因應外在刺激和內在需求，不斷調整神經元之間的連結，並產生新的神經元，以符合我們不斷變化的環境需求。

雖然人腦和其他哺乳動物的大腦結構相似，但是人大腦的容量卻大得多。根據統計，一般成人的大腦平均可達1.35公斤，僅占全身重量的2%。然而，人腦的耗氧量卻達到全身耗氧量的20%，血流量占心臟輸出血量的15%，顯示出其耗能極高的運作情況。這是由於大腦需要不斷接收、整合、分析和記憶大量的資訊，並控制我們的行為和思想。我們亦可由能量消耗的角度，窺探大腦在我們身體之複雜性與重要性。

以解剖學的角度做區分，大腦可被分為前腦、中腦和後腦三個

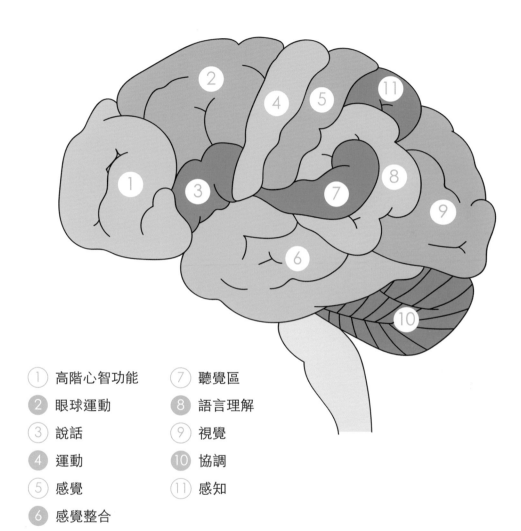

① 高階心智功能　　⑦ 聽覺區
② 眼球運動　　　　⑧ 語言理解
③ 說話　　　　　　⑨ 視覺
④ 運動　　　　　　⑩ 協調
⑤ 感覺　　　　　　⑪ 感知
⑥ 感覺整合

主要部分，而各腦區皆有其特殊之細部結構和功能（Sternberg &
Sternberg, 2017）。

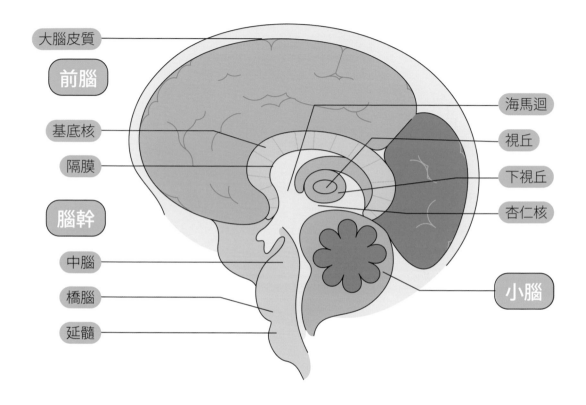

▒ 大腦結構與功能

◉ 前腦

前腦包括有大腦皮質、基底核、邊緣系統、視丘，以及下視丘
等結構。

大腦皮質：存有大量的神經元，負責運動、感覺、記憶、語言、情
緒、思考和感知等多種功能。鑒於其重要性，下一小節也針對這個
關鍵角色詳加介紹。

基底核：由負責運動功能的神經元組成，對於運動系統的功能非常重要。

邊緣系統：包含杏仁核、隔膜和海馬迴等三大結構，影響著情緒、動機、記憶和學習。

視丘：是將感覺訊息傳送到大腦的基本運輸站。

下視丘：參與許多身體功能的控制，如溫度、飲食、睡眠和內分泌系統的調節；與情緒和壓力反應有關。

◉ 中腦

中腦包括有上丘、下丘，以及網狀激發系統等。

上丘、下丘：與視覺和聽覺有關。

網狀激發系統：對於意識（睡眠、警醒）、注意力、心跳、呼吸的調節以及動作的控制非常重要。

◉ 後腦

後腦包括有小腦、橋腦，以及延髓等。

小腦：對於姿勢平衡、動作協調和肌肉張的調節至關重要；也被認為與多種認知功能，甚至情緒調適和社交有關。

橋腦：傳遞大腦皮質和小腦間的訊息。

延髓：調節心跳和呼吸，與基本生命的維持息息相關。

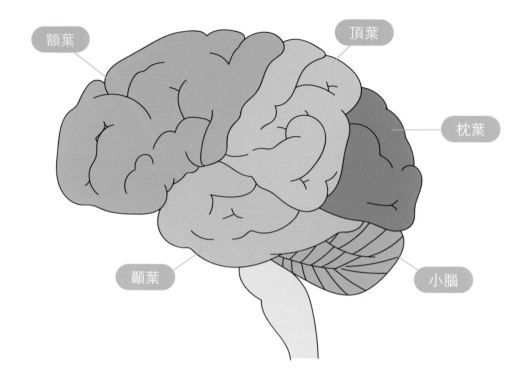

額葉　　頂葉　　枕葉　　顳葉　　小腦

▒ 大腦皮質

　　大腦皮質是大腦最外層的組織，包覆了整個大腦的表面。它的厚度約為3至4公釐，表面充滿著皺褶，使大腦表面積增加，從而提升大腦的功能複雜度。「腦溝」和「腦迴」是大腦皮質表面的主要特徵，腦溝是向內凹陷的區域，腦迴是向外凸出的區域。這些形態和位置有其規律，可幫助我們區分和定位大腦的不同區域。這些皺褶增加了皮質的表面積，若將其攤平，可達兩平方英吋，隨著大腦皮質面積的增加，大腦功能的複雜度也跟著提升。

　　腦溝的形態和位置有其規律，亦是大腦分葉和定位的重要標誌。空間上，大腦皮質可劃分為四個腦葉，並根據頭骨對應的位置命名為**額葉、頂葉、顳葉和枕葉**，每個腦葉主導著不同的功能：

◉ 額葉

　　額葉位於頭部前端，是大腦中最大也最晚演化出的腦葉，**參與高層次思考的處理，如學習、語言、決策、抽象思維、情緒等**。額葉包含初級運動皮質（Primary Motor Cortex），執掌運動的計畫、控制和執行等，與**運動的精確控制有關**。語言能力相關的布洛卡區（Broca's Area），又稱作語言運動區，通常在優勢半球（多為左側），負責管理語言的產生。

◉ 頂葉

　　頂葉位於大腦的中間，是負責整合眾多感覺資訊的區域，並與本體感覺和空間感有關，同時也是理解語言的中心。頂葉中，初級感覺皮質（Primary Somatosensory Cortex）負責接收肌肉和皮膚對於壓力、質地、溫度與疼痛等感官訊息。韋尼克區（Wernicke's Area），又稱作語言感覺區，通常位於優勢半球（多為左側）顳葉後方、與頂葉和枕葉交界處，負責儲存及解釋所傳入的語言及文字記憶，與額葉的布洛卡區同為語言相關的重要區域。

◉ 枕葉

　　枕葉位於大腦的後側，負責處理與視覺有關的資訊。具體來說，枕葉主要負責接收來自眼睛的視覺刺激，例如顏色、光線等，然後將這些刺激傳送到其他與視覺相關的大腦區域中進一步處理，例如視覺皮層等。因此，枕葉在人們對視覺信息進行感知與理解時發揮著至關重要的作用。

◉ 顳葉

　　顳葉位於大腦兩側，其功能相當多元化。除了負責接收來自感官器官的聽覺和平衡訊息外，還涉及言語和認知能力。此外，顳葉也被視為情緒中樞，能夠調節和整合情緒的變化，以及記憶的形成和回憶。顳葉也與社交行為有關，例如語言的理解和表達、面部表情的識別，以及人際關係的發展等，是大腦中重要的一個大腦區。

大腦可塑性

　　老化伴隨著大腦結構和功能的退化，大腦健康已是全球關注的健康議題。根據近年來大腦科學的研究，科學家已經知道**即使是成熟的大腦，都可以藉由外在環境與內在思想的刺激，產生結構或功能的改變與適應**，學界稱之為「**大腦可塑性**」（Kolb & Whishaw, 1998）。

大腦 可塑性

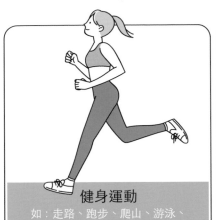

健身運動
如：走路、跑步、爬山、游泳、重訓、瑜珈等

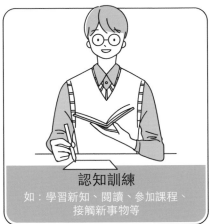

認知訓練
如：學習新知、閱讀、參加課程、接觸新事物等

靜坐冥想
如：正念、冥想等

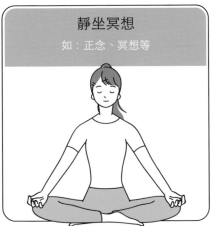

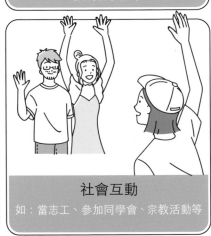

社會互動
如：當志工、參加同學會、宗教活動等

營養攝取
如：地中海飲食法、生酮飲食等

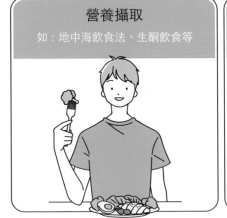

睡眠狀態
如：良好睡眠品質、深層睡眠等

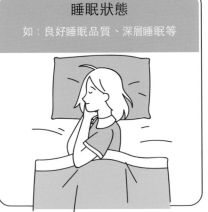

進一步而言，「大腦可塑性」是指**大腦對外在刺激和內在經驗的適應能力**，這種能力允許大腦的結構和功能在生命週期中發生改變，並能夠在學習、記憶和適應新環境等方面發揮作用。大腦可塑性的研究旨在探索**改善大腦功能和防止大腦部退化**的方法，它的發現不僅讓人驚嘆於大腦之神奇，更為控制大腦病變、防止大腦衰退，亦或訓練大腦能力、促進大腦健康等帶來振奮人心的希望！

隨著科技進步帶動相關研究工具之發展，學界對於大腦可塑性也有了更深、更廣的探究，例如大腦造影技術，及磁振造影和正子掃描等，已經成為研究大腦可塑性的常用工具，透過這些新穎之技術可以觀察到大腦在不同狀態下的神經活動，進而探討其可塑性。此外，還有許多相關研究技術，例如磁刺激、腦電圖、行為測試等，也為大腦可塑性的研究提供了更多的方法和證據。

該些科學推進了大腦可塑性之探究，並指出諸多健康生活策略，包括**健身運動**（走路、跑步、爬山、游泳、重訓、瑜珈等）、**認知訓練**（學習新知、閱讀、參加課程、接觸新事物等）、**社會互動**（當志工、參加同學會、宗教活動等）、**靜坐冥想**（正念、冥想）、**營養攝取**（地中海飲食法、生酮飲食等），以及**良好睡眠**（睡眠品質、深層睡眠等），若能適當運用，皆能正向的影響大腦重塑，有助於大腦健康（Ballesteros et al., 2015; Cespón et al., 2018; Frank, 2019）。

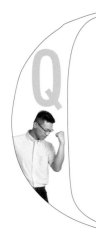

Q 大腦可塑性和我有什麼直接關聯？

A
大腦可塑性指的是大腦可以透過外在刺激或內在適應來改變結構和功能，這就表示對於改善大腦功能和預防大腦退化並非束手無策，我們將能更積極主動的為自己的大腦健康努力。例如參加八卦導引就是一項聰明選擇！

八卦導引對大腦健康的設計學理

雖然上述的眾多健康生活策略皆能各自影響大腦可塑性，但是繁忙的生活與有限的時間卻使得大家對於這些方法望之卻步。有鑑於此，八卦導引課程即奠基於大腦可塑性的科學研究基礎，特選四種重要之健康生活策略結合，包括健身運動、技能認知、社會互動，以及正念靜坐。

具體而言，在八卦導引中，您將從事多成分**健身運動的鍛鍊**，並在動作演練過程中進行**技能認知的學習**；除了單向的接受指導、進行練習外，也設計有雙人練習用以**融入社會互動**，與他人進行交流；並在緩和調節的過程，同時**參與正念靜坐**。如此匠心獨具的多重合一，不僅提供您「**高效健腦**」的途徑，更同時兼顧有趣性和豐富度。

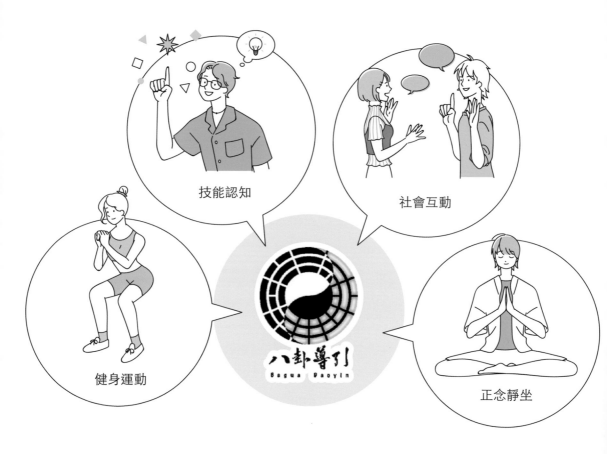

　　以下將針對八卦導引所納入四種促進大腦可塑性的健康生活策略，以科學證據的視角進行說明。

▨ 健身運動
　　隨著人們對於健康的意識覺醒，如何達到健康成為重要議題，

而「健身運動是良藥（**Exercise is Medicine**）」（American College of Sports Medicine, 2021）已是近年廣為流傳之口號。

◉ 健身運動對大腦的有效！

規律從事健身運動不僅能**強身健體、調節情緒和預防疾病**，研究更指出其**對於大腦結構和功能有著正向影響，能顯著降低失智風險，甚至有效提升大腦功能與認知功能**（Chang et al., 2012; Chen, Hopman, et al., 2020）。例如我們臺師大團隊與美國東北大學發表於《運動醫學（Sports Medicine）》的研究，為確定健身運動訓練對於老年人的認知與大腦的影響，而進行系統性的回顧。在評估過去24篇以隨機對照試驗的實證性研究後發現，老年人參與健身運動訓練可以獲得對於大腦健康多項的好處，尤其反映在**增加大腦結構的密度與加速大腦功能**的反應等方面（Chen, Hopman, et al. 2020）。

美國匹茲堡大學以統合分析整合過去36篇實證性研究，共計2750位參與者的數據後亦發現，有氧健身運動對於55歲以上且沒有失智症成年人的情節性記憶有正面影響，該研究並指出該種健身運動，可作為提高晚年情節性記憶的有效且非藥物的介入方式（Aghjayan et al., 2022）。健身運動保護和促進大腦健康的效益，可能是因健身運動對於大腦血流的提升、神經連結的活化，以及相關大腦源性營養物質的分泌等因素而產生（Erickson et al., 2022）。

◉ 越早開始越好

　　有趣的是，**中年時期的健身運動和身體適能狀況，對於年老時的大腦有更大的影響！**美國波士頓大學醫學院對一千多位參與者進行了探討，測量他們在40歲與60歲時的心血管適能和大腦容量，結果發現中年時的健身運動、血壓和心跳與20年後的大腦容量有所關聯。這種現象可能是因為心血管適能較低時，大腦部會出現微小的血管受損，進而導致血管硬化、血栓生成，影響血液循環，使得大腦部的血液供應減弱。因此，促進中年時的心血管適能，是確保健康的大腦老化的重要步驟（Spartano et al., 2016）！

　　事實上，我們八卦導引的研發團隊本身亦是學術研究團隊，並已執行與發現許多健身運動對大腦健康助益的科學證據（Chang et al., 2014; Chang et al., 2010; Chen, Etnier, et al., 2020; Fong et al., 2014; Ren et al., 2021; Wei et al., 2016）。

　　譬如，我們發表在頂尖學術期刊《運動醫學》的研究，其以收錄在2003年至2019年間的33篇隨機對照試驗的實證性研究統整後發現，**長期的健身運動訓練（科學上稱為慢性健身運動，Chronic Exercise）可以提高老年人高階的認知功能，稱為執行功能（Executive Function）**，且這健身運動的效益亦反映在執行功能包含抑制能力、更新能力，以及轉換能力等所有次類別中，展現健身運動對於執行功能的**全面性效益**（Chen, Etnier, et al., 2020）。

◉ 單次健身運動也有效

不僅是長期的健身運動，**單次的健身運動（科學上稱為急性健身運動，Acute Exercise）對於認知功能的提升亦有正向影響**。在研究過程中發現，雖然規律性的健身運動得以強健腦認知功能，但要大眾一開始即承諾長期參與，實是不易，因此尋找其他更簡易的健身運動形式就顯得重要。

值得慶幸的是，我們研究團隊2012年以統合分析視角進行整合發現，單次健身運動即可增進認知功能。具體來說，**無論在執行單次健身運動結束後、甚至是運動當中，單次健身運動皆可顯著地增加認知功能**，該研究為沒有時間運動的人們找到新型態的運動形式，不讓大家找到不運動的藉口！該篇發表於《大腦研究（Brain Research）》的學術研究受到學界相當的重視（Chang et al., 2012），迄今已被國際社群引用近2000次，更收錄於由美國政府主導極具權威之《身體活動指導方針諮詢委員會科學報告》，並為2018年底最新版「美國國民身體活動指引方針」相關議題提供科學實證的依據。

事實上，2023年我們發表在《老年學期刊：A系列（Journals of Gerontology: Series A）》的最新研究發現還指出，在達到一定的健身運動量的基礎下，還可以調整強度與時間，例如縮短時間增加強度，或減少強度增加時間的方式促進認知功能，並改善大腦的神經

電位活動，而此健身運動的介入無論在一般健康族群，甚至在具有失智症風險基因的中老年族群上，都有所效益（Chang et al., 2023）。

　　健身運動的參與已是保護大腦、訓練大腦備受推崇之方式，就讓八卦導引帶領大家健身同時健腦！

▨ 技能認知

　　「學習是良好的投資」，不僅是人生之道，亦適用於大腦健康。**技能學習過程中的認知刺激，乃是活躍大腦之良方。**

◉ 用進廢退

　　如先前所述，大腦能隨著經驗和學習的過程，重新組織神經元之間的連接和活動，以改變其功能和表現，即所謂「可塑性」。為有效塑造大腦，一篇開創性的研究，奠基數十年基礎神經科學，彙整了神經可塑性之原則（Kleim Jeffrey & Jones Theresa, 2008），其中第一點即為「**用進廢退**」原則，表明長時間不積極參與任務執行的神經迴路會產生退化。大腦與肌肉訓練之概念相同，頻繁的使用之有助於其結構和功能，透過**接觸新事物、思考和學習等來刺激大腦**，將能促進大腦活躍（Nguyen et al., 2019）。

⊙ 訓練或重複的充分性

大腦可塑性不僅依循「用進廢退」之原則，學者也強調「訓練或重複的充分性」以及「經驗的顯著性」乃是關鍵。單純地讓神經迴路參與任務表現不足以驅動可塑性，而需要**透過重複的執行、訓練經驗必須足夠顯著才能有效使神經元產生持久的變化**，進而誘發可塑性（Kleim Jeffrey & Jones Theresa, 2008; Rezaul Karim et al., 2021）。

與之呼應，美國喬治亞大學與義大利運動與動作大學的學者，提出了技能學習與獲得在健身運動和認知功能之間的重要角色（Tomporowski & Pesce, 2019），強調技能學習過程中涉及的心智資源，對於認知功能效益的產生扮演要角，並指出透過**技能學習獲得的認知功能效益是持久性的**。

事實上，在動作學習時，我們需要重複地對於已知動作進行校正，而後才能收穫新的技能（Spampinato & Celnik, 2021），如此將感知經由大腦訊息處理，而後輸出表現，這樣的過程提供了大腦多元的刺激，且不僅是簡單地使用神經元，而是需要反覆執行、累積經驗，因而能促使神經元達到持久性的變化。

⊙ 健身運動的「量、質」並重

除表明包含技能學習的健身運動，相較於單純以提升身體能力

和大腦功能為目標的活動，能收獲較大的認知功能效益，Tomporowski和Pesce學者（2019）也進一步指出，當優化身體與心理挑戰的教學方法後，將可以對個人在訊息處理、決策制定、動作選擇，以及行為經驗等產生長期的改變。

根據該新穎的研究論點，健身運動對於大腦可塑性的效益，除了以時間、強度等**「量」的概念思考**外（例如每週運動的次數、每次參與運動時間、每次運動的強度等），**健身運動的「質」**，亦即相關的**技能學習、認知負荷訓練**，可能促使大腦正向改變效益更大，甚至維持更久。

八卦導引中動作學習、反覆演練，即考量了技能認知因子之重要性，我們不僅是要帶領大家**「體驗」一項健身運動**，更是**「學習」一套訓練技能**，藉由重複投入、累積效果，放大健身運動對於大腦健康之效益！

▩ 社會互動

社會互動包含人際關係交流的結構、功能和質量等。社會互動或缺乏社會互動（例如社交孤立和孤獨）與健康的相關性，已是全球性的公衛議題。

牛津大學演化心理學家及人類學家Robin Dunbar集其領域專業，推出主打**「朋友科學」**之科普著作，該書全面研究人際和社會

互動，點出朋友不容忽視的影響性。書中指出朋友就像阿斯匹靈，可以消除生活的疲累和鬱悶，且我們和朋友的許多互動都會觸發大腦內啡，進而刺激身體的免疫系統運作，增強對於致病細菌的抵抗力。此外，作者亦援引多項流行病學證據表明，朋友越多，受病痛折磨的機會就越小，也越長壽；社交孤立、獨居和感覺孤獨等因素，則會使死亡機率提高。在在顯示**友誼社會互動與我們的快樂，甚至長壽和健康皆息息相關**。

◉ 社會互動與大腦健康

感知到的社交孤立或孤獨不僅會影響心理健康，且與較高的疾病風險（比如冠心病、中風等）與較高的死亡率有關（Freak-Poli et al., 2021; Golaszewski et al., 2022）。

2022年的《當代心理學觀點（Current Opinion in Psychology）》期刊研究甚至以「社交孤立：一個被低估的身體健康決定因素」為題目，闡釋社交孤立對於身體健康的關鍵負面影響（Holt-Lunstad, 2022）。

社交孤立亦會影響**大腦認知健康**，以及**增加失智症的機會**。2022年《神經學（Neurology）》即指出，社交孤立是失智症的危險因素，並獨立於孤獨感和許多其他共變量；此外，社交孤立相關的大腦部結構差異，以及不同的分子功能，亦支持了社交孤立與認知

功能、失智症之間的聯繫，意味著社交孤立是失智風險增加的早期指標（Shen et al., 2022）。

可惜的是，目前沒有證據表明可以使用藥物干預來減少孤立感或孤獨感（Donovan & Blazer, 2020; Holt-Lunstad, 2022），**良好的社會聯繫互動需要我們主動參與**，社會互動不只能降低孤獨感，透過這樣的正向連結、歸屬關係，亦有助於大腦健康。

過去研究發現，頻繁參與有意義的人際互動、建立多元的社交連結，與更好的整體認知功能、記憶和執行功能相關，對於認知功能維持和失智預防方面乃是發揮保護作用的要角（Holt-Lunstad, 2022）。

此外，根據人類學研究，人類大腦的解剖結構和功能可依據環境的體驗而進化，尤其是對社交互動環境的體驗有高度敏感，亦即社會互動是人類大腦演化的重要基礎（Sherwood & Gómez-Robles, 2017）。**社會互動缺乏將對大腦產生負面影響**，學者檢視長期與世隔絕的極地人員之大腦，發現長時間的隔離可能會降低大腦中的大腦源性營養物質、造成大腦結構萎縮，並影響認知功能（Stahn et al., 2019）。

反之，**良好的社會互動與大腦韌性（Resilience）的結構和功能發展有關**，包含更大的前額葉和腹側紋狀體體積，更好的杏仁核（情緒中樞）調節能力等，將能使大腦在面對逆境時能夠更有效地

運作，從而維持情緒和行為控制，以積極應對持續的壓力暴露，抵消社會逆境引起的不利影響（Holz et al., 2020）。

鑒於社會互動對於心理、身體甚至大腦健康的重要性，八卦導引於是在內容架構上獨具編排，設有專門環節融入社會互動概念，提供分組學習和交流，促進社會聯繫、相互支持和合作，也透過這樣對談和互動過程，教學相長並達到塑造大腦的效果。

▓ 正念靜坐

正念靜坐（Mindfulness）源自東方思想，後經過西方改良，成為當今最具代表性的心理活動之一。**正念乃是要求專注於當下，保持覺察與開放的心，並對所觀察的內容和現象保持接受而不評價的心理狀態。**正念靜坐可視為一種心智訓練，透過練習，將能提升對於自身感受、想法的覺察；促進專注力、工作／學習成效；遠離負面思考的輪迴，降低負面情緒；提升正向情緒、增加幸福感。

長期的正念靜坐練習可以促進生理健康（如增進慢性疼痛的控制，減少發炎反應，減少壓力相關疾病的症狀並改善生活品質）、心理健康（如減少憂鬱症狀的反覆頻率，降低焦慮、憂鬱與創傷後壓力症候群的症狀）、認知與情感表現（如維持注意力、增進工作記憶、減少反芻式思考），以及人際關係表現（增進人際關係滿意度，利他主義行為的增加）（Creswell, 2017）。

⦿ 正念靜坐與大腦

　　根據25篇以大腦磁振造影的整合研究指出，**正念靜坐與大腦灰質變化間呈現正向之關聯**（Pernet et al., 2021）。事實上，無論是以健身運動為基礎的正念課程，亦或是以正念冥想為基礎的正念課程，皆可以誘發更多大腦衍生神經營養物質（Brain-derived Neurotrophic Factor, BDNF）的生成，該BDNF是一種神經生長因子，可以促進神經元的生長、存活和活性化，並誘發突觸可塑性，為大腦結構與功能的改變提供重要的基礎（Gomutbutra et al., 2020）。

　　我們自身研究團隊對於正念靜坐相關的研究議題亦有所投入，例如2021年發表於《國際環境研究與公共健康期刊（International Journal of Environmental Research and Public Health）》，在一項探討臺灣大專運動員正念、心理技能訓練，以及心理韌性關聯之橫斷性研究中，發現正念與運動員心理技能及心理韌性呈現正向相關（C. H. Wu et al., 2021）。

　　此外，我們亦**設計正念課程進行介入，並發表系列性的研究**。例如針對耐力選手探討正念訓練對運動表現的影響，以及正念訓練對認知功能影響之研究發現，經過每週兩次30分鐘的正念訓練五週後，耐力選手不只在耐力表現上看見提升，同時也改善了大腦認知功能；該成果發表於《神經可塑性（Neural Plasticity)》期刊（Nien et al., 2020）。

　　我們另一項2021年發表於《心理學前沿（Frontiers in Aging Neuroscience）》針對射擊選手運動表現的研究結果亦指出，經過每週兩次60分鐘的正念訓練四週後，選手在射擊表現、認知功能與心理狀態都有所提升（T. Y. Wu et al., 2021）。該些研究顯示了**正念訓練對於運動表現與大腦認知功能之正向影響**。

◉ 長期與單次正念靜坐皆有效益

　　有趣的是，不僅是長期的練習正念靜坐的訓練，單次或短暫的正念靜坐練習對於心理與大腦狀態亦有正向影響。我們研究團隊2023年於《競技與健身運動心理學（Psychology of Sport and Exercise）》的研究中，探討臺灣大專運動員正念、心理技能訓練以及心理韌性關聯之橫斷性研究。研究發現運動員進行單次30分鐘的正念靜坐練習之後，即可減少運動員的焦慮狀態與負面情感，以及前額葉theta波的增加。

　　該結果代表正念靜坐介入使運動員擁有更多認知資源，用以因應當下心理所存在的負面心理狀態。亦即，即使進行單次的正念靜坐練習，可有效改善其當下的心理健康，並持續在壓力下展現出自我最好的一面！

　　此外，值得一提的是，研究團隊所發表之系列性研究，吸引了《Outside》雜誌專欄作家Graham Averill的興趣與關注，並將之轉譯

為科普文章，分享於由山姆休士頓州立大學John M. de Castro教授所
創建的部落格「冥想研究（Contemplative Studies)」。該部落格旨
在分享正念與冥想相關的學術研究，並將其推廣應用至人類健康與
幸福感之促進。我們研究團隊的多年成果，為正念訓練與運動表現
之間的關聯，提供具說服力的證據，並透過社群媒體傳播，於社群
和社會發揮影響力！

　　正念靜坐有助提升大腦健康，八卦導引即安排以正念靜坐做為
收尾，在調形、調息、調心的同時也顧及對於大腦之效益，一舉數
得！

Ⓠ 八卦導引如何促進大腦可塑性？

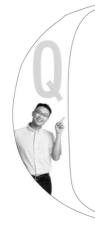

Ⓐ
八卦導引經專業建構，以多成分的健身運動為基礎，在
動作演練的過程強調認知投入和技能學習，並提供交流
環節強化社會互動，亦加入正念靜坐做為收尾。可在體
驗豐富內容之餘，同時收穫「健身運動、技能認知、社
會互動和正念靜坐對於大腦可塑性之效益」！

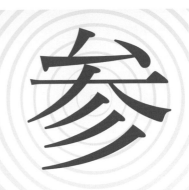

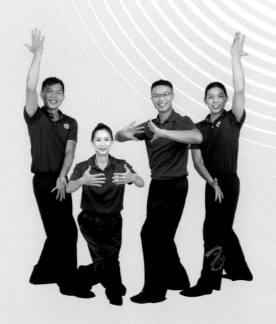

八卦導引除了導入西方之大腦科學，
並建立在運動科學的基礎而生，
接下來的內容將可了解八卦導引所蘊含的運動科學！

運動科學與
八卦導引

健身運動專業名詞

運動的專業名詞與概念繁多，意義亦不同，根據國際權威組織，包括美國運動醫學會（American College of Sports Medicine, 2021）、世界衛生組織世界衛生組織（World Health Organization），以及美國國民身體活動指引等之角度，「健身運動、身體活動，以及身體適能」此三概念最為重要，其意義分別如下：

健身運動（Exercise）：一種有計畫性、有組織性，還有反覆性之身體動作，用以增進或維持一項或多項體適能組成的身體活動類型。

身體活動（Physical Activity）：當骨骼肌收縮時，身體會消耗比安靜時更多的能量，這種能量消耗高於安靜值的任何活動就稱為身體活動。身體活動可以包括：職業身體活動、交通身體活動、家務身體活動，以及休閒時間身體活動等。換言之，**儘管所有的健身運動都是身體活動，但並不是所有身體活動都是健身運動。**

身體適能（Physical Fitness）：亦稱為體適能，意指能夠充滿活力和靈敏完成日常工作，且不會過度疲勞，並有充沛的精力享受休閒時光並應對非預期的緊急情況。其可分有「**健康體適能（Health-related Physical Fitness）**」與「**技能體適能（Skill-related Physical Fitness）**」。

◉ 健康體適能

　　指一個人在身體各方面的健康狀態和功能的整體表現，包含心肺適能、肌力、肌耐力、柔軟度，以及身體組成，其意義分別如下：

　　心肺適能：心肺適能是指心臟、肺部和循環系統的功能，也稱為有氧適能。它反映了身體將氧氣運送到肌肉和組織的能力。心肺適能可以透過有氧健身運動來提升，例如跑步、游泳和騎自行車等。

　　肌力：肌力是指肌肉對外部阻力的抵抗能力，也稱為力量。良好的肌力能幫助我們順利執行各種日常活動，如抬重物、上樓梯等，同時也能夠提供足夠的吃撐保護以預防受傷。阻力健身運動是增強肌力的有效方式。

　　肌耐力：肌耐力是指肌肉持續、反覆收縮的能力，也稱為耐力。良好的肌耐力可以使你在長時間的活動中保持持久的肌肉功效。例如長跑、高強度間歇訓練都可以提高肌耐力。

　　柔軟度：柔軟度是指關節的活動範圍和肌肉的伸展能力。保持良好的柔軟度可以減少肌肉緊張和受傷的風險，同時有助於改善姿勢和運動技巧。一般會透過柔軟度健身運動（如伸展等）來改善和促進。

　　身體組成：身體組成是指身體各種組織成分的比例，一般聚焦

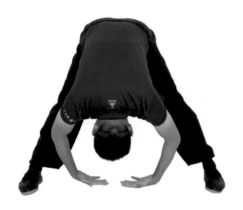

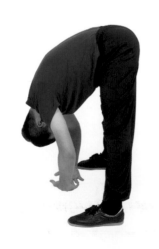

肌肉和脂肪等。理想的身體組成是具有適當的肌肉量和脂肪含量，失衡的身體組成，會直接影響我們的健康。適當的飲食和健身運動可以幫助改善身體組成。

◉ 技能體適能

　　一般是指在進行運動下所需的身體能力和技術。包含敏捷、協調、平衡、爆發力、反應時間，以速度，其意義分別如下：

　　敏捷：敏捷性是指身體在快速變換方向、速度或動作時的靈活性和迅速性。當需要迅速變換方向或做出快速的反應，敏捷性對於快速適應變化至關重要。

　　協調：協調性是指身體各部分之間的順暢和協調運動。良好的協調性可以幫助掌握技術，提高運動效果。它涉及到肌肉、神經系統和感官系統

的協調和溝通。

平衡：平衡性是指身體在保持穩定姿勢或進行動作時的能力。良好的平衡性對於許多運動項目的穩定性，還有技術動作的執行至關重要。平衡性包括靜態平衡（保持靜止姿勢）和動態平衡（在行動中保持穩定）。

爆發力：是肌肉在短時間內產生最大力量的能力。爆發力在快速啟動、爆發性動作和迅速產生力量的運動扮演要角，譬如田徑的短跑、跳躍、投擲項目；籃球的快速起跳和衝刺，拳擊的快速擊打等。

反應時間：反應時間是指從接收到刺激到作出相應反應的時間間隔。快速且準確的反應時間，有利於迅速適應變化的情況，並即時作出正確的決策。

速度：速度是指在單位時間內完成動作或移動的能力。對於許多運動而言，快速反應和高速移動是取得成功的關鍵。

技能體適能不只適用於需要從事運動表現的運動員，對於一般大眾的日常生活表現亦是要角，例如平衡訓練可以提高穩定性，從而減少跌倒風險。人們可以從技能體適能中受益，並提高整體身體和心理的健康狀態。

八卦導引同時著重健身運動、休閒時間身體活動，以及多種身體適能，並藉此作為設計之原則。

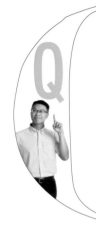

Ⓠ **我工作、做家事這麼累，應該就是有在運動了吧？**

Ⓐ
並不是！健身運動是一種有計畫性、有組織性，還有反覆性之身體動作，並可增進或維持體適能的身體活動，像工作或做家事只能歸類為身體活動而非健身運動。為了有更好的健康效益，還是應該撥空從事健身運動。

健身運動之效益

八卦導引之設計，是奠基於當代健身運動科學基礎所建立之健身運動處方，而從事該些建議的健身運動，已經發現對身心健康有多種助益。美國國民身體活動指引即總結，規律的身體活動具有以下益處：

1. 降低全因死亡率
2. 降低罹患疾病風險
3. 降低跌倒與受傷風險
4. 改善疾病症狀
5. 改善身體適能
6. 改善功能性能力
7. 改善大腦健康、情緒和認知功能

美國運動醫學會在2021年最新的健身運動測試，以及處方指引中再更新指出，經常性參與健身運動對於健康包含以下四類效益：

▒ 改善心血管以及呼吸系統

1. 增加最大攝氧量
2. 降低運動時的通氣量
3. 降低運動時的耗氧量
4. 降低運動時的心率和血壓
5. 增加骨骼肌中的毛細血管密度
6. 增加血液中乳酸堆積的運動閾值
7. 增加疾病發作的運動閾值

▒ 降低心血管疾病風險因子

1. 降低休息時的收縮壓和舒張壓
2. 增加高密度脂蛋白以及降低三酸甘油脂
3. 減少全身脂肪和內臟脂肪
4. 降低胰島素需求同時改善葡萄糖耐受度
5. 降低血小板的聚集和黏著性
6. 降低發炎反應

▨ 降低發病率以及死亡率

◉ 初級預防

初級預防旨在阻止疾病發生，它主要針對健康人群，消除或減少疾病的危險因素，以降低發病率。初級預防之措施包含提供疫苗接種、教育公眾關於健康行為和生活方式的重要性等，身體活動和健身運動即是重要的健康行為之一。

健身運動能改善心血管功能、控制體重、調節血糖等，利於整體健康狀態，有助降低許多慢性疾病的風險。高身體活動或高體適能與較低的心血管疾病、冠狀動脈疾病、中風、二型糖尿病、綜合代謝症、骨質疏鬆、特定癌症（膀胱癌、乳癌、大腸癌、子宮癌以及肺癌）以及膽囊疾病風險有關。

◉ 次級預防

次級預防針對已經患有某種疾病或病症的人群，旨在早期檢測、診斷和治療疾病，以防止其惡化和進展；次級預防的目標，主要為減少疾病造成的傷害和併發症。

健身運動在次級預防中發揮重要作用，尤其是在慢性疾病的管理和控制方面。健身運動可以減輕疾病的症狀和併發症，並提高生活質量。此外，已有研究證據指出，高身體活動或高體適能，與降低心肌梗塞後患者的心血管和全因死亡率有關。

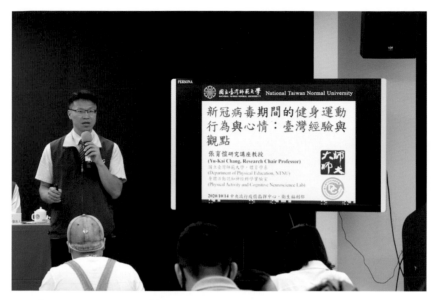

2020年10月，張育愷教授受邀於中央流行疫情指揮中心，發表臺灣在心冠肺炎疫情下的健身運動。（圖片提供／衛生福利部國民健康署）

◉其他效益

1. 降低焦慮和憂鬱

2. 改善認知功能

3. 提升身體功能和獨立生活能力

4. 提升幸福感

5. 提升生活品質

6. 改善睡眠品質

7. 提升工作、娛樂以及競賽之能力

8. 降低跌倒風險與傷害

9. 預防或減輕功能性限制

10.有效治療慢性疾病

健身運動處方

　　健身運動對於影響健康扮演至關重要之角色，而為有效達到健身運動之效益，健身運動處方（Exercise Prescription）的開立是十分重要的。**依據美國運動醫學會，健身運動處方可以包含FITT-VP原則，亦即頻率（Frequency）、強度（Intensity）、持續時間（Time）、運動類型（Type），在加上容量（Volume）與漸進（Progression）。**

　　頻率、強度、持續時間、運動類型是設計有效運動計畫的基本要素。其中頻率指的是每週運動的次數，強度指的是每一次執行運動的強度程度，持續時間則是每一次運動的持續時間長短，而運動類型則是指選擇的運動型態。這些要素的選擇，需要根據個人的身體狀況和目標進行調整。

　　此外，容量和漸進也是設計有效運動計畫的重要因素。容量指的是運動在考量頻率、強度、持續時間等的總完成量，而漸進則是指逐漸增加運動量和強度，從而使身體適應運動的過程。透過適當的容量和漸進設計，可以提高身體的適應能力和運動效果，同時避免運動傷害。因此，在制定健身運動計畫時，需要考慮這些因素，並且根據自己的身體狀況和目標進行選擇和調整。

（註）
儲備心跳率＝強度百分比
×（最大心跳率－安靜心
跳率）+安靜心跳率

　　美國運動醫學會、世界衛生組織、美國國民身體活動指引，根據過去科學研究之發現，以頻率、強度、持續時間、健身運動類型，以及容量等核心參數，提供國際健身運動建議（Exercise Recommendation）之共識。

　　以下是美國運動醫學會，針對三種不同運動類型的健身運動處方建議。

▨ 有氧健身運動

　　有氧健身運動是指一種以強化心臟與呼吸系統效能為目標的運動形式。這種運動會增加心臟的收縮力和血液供應，同時提高肺部的氧氣吸收能力。常見的有氧健身運動包括跑步、游泳、騎自行車、快走、跳舞等。

　　美國運動醫學建議**每週進行至少三天**（頻率）、中強度（40%～59%儲備心跳率[註]）或高強度（60%～89%儲備心跳率）、每週進行**中強度150分鐘**以上或**高強度75分鐘**以上（持續時間），以及包含主要肌群之型態（類型）。

▨ 阻力健身運動

　　阻力健身運動是指一種以增強肌肉力量、耐力和形狀為目標的運動形式。這種運動通常涉及使用外部重量，或是阻力來對抗肌肉

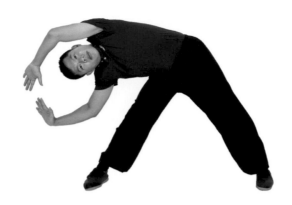

的收縮，以增加肌肉的強度和大小。阻力來源可以是**器械、彈力帶**，甚至是**自身體重**，而**八卦導引即是以自身體重為負荷之阻力健身運動**。

　　美國運動醫學建議**每週進行至少兩天**（頻率）、**中至高強度**（60%～70%之一次最大反覆1-RM的強度），以及進行包含主要肌群之阻力健身運動（類型）。

▨ 柔軟度健身運動

　　柔軟度是指身體組織的可伸展程度和運動範圍。柔軟度健身運動通常涉及拉伸、伸展和放鬆肌肉，以增加關節的靈活性、運動幅度，並可進一步矯正姿勢排列。包含靜態伸展和動態伸展等形式，八卦導引中即包含有多種肌群之動態伸展。

　　美國運動醫學建議**每週進行至少二至三天**（頻率）、進行時需感受到**緊繃或略感不適**（強度），並且**每個動作停留30至60秒鐘**（持續時間），以及進行包含主要肌群之伸展運動（類型）。

　　美國國民身體活動指引與世界衛生組織，以週為單位給予不同年齡族群健身運動之建議：

⬚ 孩童、青少年族群 (5～17歲)

美國國民身體活動指引與世界衛生組織建議，**每天進行至少60分鐘中至高強度之有氧健身運動**，並且至少每週三天需進行高強度有氧健身運動，來強化肌肉和骨骼。該族群參與健身運動，主要有助於其身體適能、心臟血管代謝健康、骨骼健康和心理健康，並能收穫認知效益，同時避免肥胖。

⬚ 成年族群（18～64歲）

美國國民身體活動指引與世界衛生組織建議，除**每週進行150至300分鐘中強度，或每週75至150分鐘高強度之有氧健身運動**外，每週還建議進行**至少兩天中強度之阻力健身運動**。

成年族群參與健身運動可有效降低全因死亡率，並能降低多種疾病風險，同時能改善睡眠品質、提升心理健康和認知健康，對於身心大腦皆有效益。秉持「有動比沒動好」的原則，鼓勵大眾參與健身運動，並期待能**逐漸增加健身運動的頻率和強度**，以更有效的達到健康促進效果。

⬚ 老年族群（65歲以上）

美國國民身體活動指引與世界衛生組織建議，在有氧健身運動和阻力健身運動之建議皆與成年族群相同，但**額外建議每週進行至**

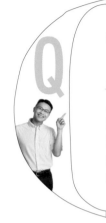

Q 現在我知道多成分健身運動很重要了，但要
自己設計感覺很複雜又麻煩？

A
八卦導引就是多成分健身運動（同時也是多模式健身運動），本身就是希望提供一套高效健身運動，我們負責繁雜的內容建構，大家則可以直接從中收穫健康效益，我們將訓練包裝在精采的內容設計中，絕不枯燥，絕對精采！

少三次中強度之多成分健身運動。該族群的健身運動效益尤其重視**跌倒預防、骨骼健康和功能性能力**。需要注意的是，**多成分健身運動**此種為結合多種健身運動型態（有氧、阻力）和挑戰不同身體適能（平衡、協調）之健身運動，不但能同時增進身體適能及功能性能力，更是具有改善認知功能之效益，為一種改善健康的高效運動型態。

多成分的健身運動，針對老年族群的認知與大腦健康可能更為重要，因為它能夠結合多種運動形式，例如有氧健身運動、阻力健身訓練、協調訓練等等，以全面提高老年人的身體機能和認知功能。事實上研究發現，阻力健身運動對於延緩認知功能退化，尤其是罹患失智症者有大之效益；然而，多成分健身運動，則對於輕度認知障礙者的整體認知與執行功能有最大的效益，這項意味著多成分健身運動對尚未罹患失智症者，將有更大的預防效益（Huang et al., 2021）。

▨ 慢性疾病或失能之成年族群

　　健身運動可有效降低癌症和心血管疾病之死亡率，並能提升生活品質，改善身心健康。

　　一般老年族群的運動處方可提供罹患慢性疾病或失能之成年族群參考，即便沒有達到建議標準，從事身體活動還是能為健康帶來好處。需要注意的是該族群在運動前建議先諮詢專家之建議，在符合個體需求及能力狀況下進行健身運動。

▨ 孕婦以及產後婦女

　　從事健身運動能有助於孕婦以及產後婦女，維持良好的心血管健康，降低妊娠高血壓、妊娠糖尿病風險；同時可以幫助控制體重，益於產後恢復身材。此外，還可以減輕壓力、焦慮和憂鬱情緒，促進身心品質。

　　針對孕婦以及產後婦女，每週至少150分鐘中強度有氧健身運動，也能結合阻力健身運動一起執行，需要注意的是，該族群可以特別針對骨盆底肌進行鍛煉，並且在運動時應該避免過熱環境、高碰撞、高跌倒風險，以及可能導致缺氧之活動，並且運動時應該要尋求專家進行監督。

健身運動之課程階段

　　了解健身運動對於健康之益處，擬定好健身運動處方後，還必須掌握課程階段之設計原則！每個階段皆有其目的及意義，不僅能幫助我們有效且安全得獲得健身運動之益處，還讓我們在運動時有更好的身體狀態和表現。

　　美國運動醫學會建議健身運動課程應該包括熱身、主要課程，以及緩和階段。

▨ 熱身

　　在進行任何形式的運動或活動前，進行熱身是非常重要的。熱身的時間通常為5至10分鐘，**透過動態熱身、大肌肉群由低至中強度逐漸增加強度的方式進行熱身。**這樣可以提高身體的溫度，讓身體適應即將進行的活動，也可以預防運動傷害。熱身的主要目的是讓身體的溫度逐漸上升，從而促進血液循環，使肌肉更柔軟、更靈活，以便更好地執行接下來的運動。此外，**透過逐漸增加運動強度的方式進行熱身，也可以讓身體有充足的時間來適應運動的強度，減少受傷的風險。**

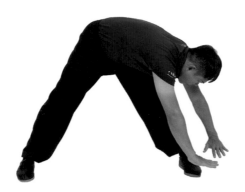

　　若是省略熱身階段，身體將可能無法適應運動的強度和範圍，而因此出現運動傷害，如拉傷、扭傷和肌肉疲勞。這些傷害不僅會影響運動表現，還可能需要長時間的休息和治療才能恢復，因此熱身階段不可忽略。

▨ 主要課程

　　主要課程是健身運動課程中的核心部分，它包含了設計合理的健身運動計畫，以達到健身運動的效益。主要課程的時間可以介於10至60分鐘之間，其內容可以是任何形式的健身運動，包括有氧健身運動、阻力健身運動、伸展訓練等。

　　主要課程的設計應該考慮到個人個別的身體狀況、目標和身體適能水準。雖然健身運動計畫應該有適當的難度和強度，但同時不應該超過身體得以負荷能力。一個好的主要課程可以透過熟練的指導和適當的訓練來改善心肺功能、肌肉力量、肌肉耐力、柔軟度、靈活性、平衡性、協調性等。

▓ 緩和

除了上述兩個階段外，緩和也是一個非常重要的階段。緩和通常需要5至10分鐘，其目的在於降低身體的活動強度，讓心肺和肌肉系統逐漸恢復到靜態狀態。

緩和可以透過低強度的活動，例如輕鬆步行或慢跑，或是靜態伸展來進行。這些緩和活動可以幫助身體從高強度運動中恢復過來，同時也有助於減少肌肉疲勞和之後運動傷害的發生。透過緩和，身體的循環系統可以加速代謝產生的廢物和乳酸等，從而促進身體的恢復和健康。

以上是從事健身運動一般性的三階段，然必須注意的是，若是會因健身運動產生不適者，須經醫生建議後再進行運動，並且初學者或是不熟悉該項健身運動者，需由專業人員進行監督下進行運動，才能確保在安全情況下，有效改善身心健康。

八卦導引之運動科學設計

▓ 多成分與多模式整合

八卦導引之設計建立在美國運動醫學會、世界衛生組織、美國國民身體活動指引等重要國際機構提出之建議，涵蓋心肺適能、肌肉適能、柔軟度、平衡、協調等多種體適能成分（如

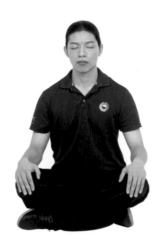

強調肌肉的慢速收縮及等長收縮，同時融合平衡並挑戰肢體控制），故能同時提升健康體適能（譬如心肺適能、肌肉適能以及柔軟度），也能增進技能體適能（譬如平衡、協調）。而**多成分健身運動**已被世界衛生組織列入老年、慢性疾病以及失能者的建議身體活動指引之中，成為健康相關運動建議中的一環。

　　次外，除了健身運動，八卦導引再與社會互動、正念靜坐等促進大腦可塑性的健康生活策略結合，形成了**多模式的健身運動**！

▨ 奠基臺灣自身研究學理基礎

　　八卦導引教學、研發團隊本身亦是學術研究團隊，我帶領著臺師大研究團隊持續在健身運動、認知功能、大腦健康之議題方面進行探究，建立以**「大腦科學」**為基礎，並能「健腦」的**實證「健身運動處方」**，旨在探討如何設計健身運動課程，使之達到更佳的健腦效益。在探討過程中發現，東方式的健身運動可納含多種內容，若再納入運動科學之內涵，則能更大的提升認知與大腦功能。

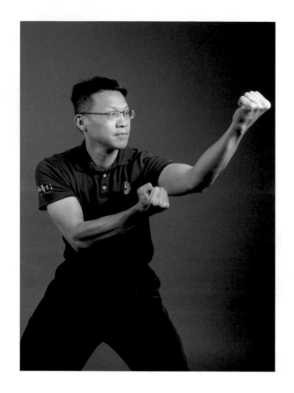

◉ 橫斷式研究

橫斷式研究是一種觀察性研究設計,旨在**特定時間點**收集數據,並在該時間點上分析參與者的特徵、行為或結果。橫斷式研究雖無法驗證因果關係或隨時間的變化的資訊,但**可提供研究變項當下狀態和關係描述的初步證據**。

我們團隊持續於研究領域投入、積極與各方學者交流,並將成果發表於國際期刊。收錄於2010年《老化身體活動(Journal of Aging and Physical Activity)》的研究,我們發現東方式**健身運動(如太極拳)可如同身體活動,藉由增進身體資源、降低疾病、增加心理資源等方式,提升認知功能**(Chang et al., 2010)。

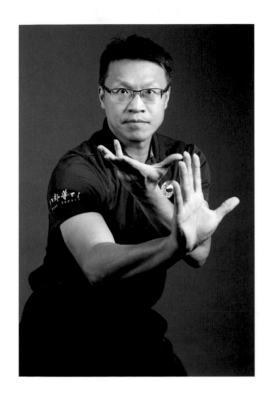

　　2014年，根據東方式健身運動所納含心肺適能、肌肉適能、動作協調、社會互動，以及冥想，我們團隊再提出東方式健身運動如何增進大腦結構與功能，最終促進認知功能之模型，並發表於《運動與健康科學（Journal of Sport and Health Science）》（Chang et al., 2014）。

　　我們團隊的另一研究更進一步發現，雖規律從事有氧運動與太極拳的老年人在大腦活化上皆優於不運動之老年人，**然從事太極拳者在從事認知作業任務時，有更多大腦大腦區的活化**（Fong et al., 2014）。

　　太極拳等東方式健身運動有更佳認知功能效益的論點，亦呈現

在團隊於2020年發表在頂尖運動醫學期刊《運動醫學》的統合分析研究中（Chen, Etnier, et al., 2020）。該些研究證據提供了東方式健身運動對於認知功能、大腦健康的相互連結的科學證據。

◉ 縱貫式研究

縱貫式研究旨在追蹤同一個體或人群在一段時間內的變化，研究者對同一個體或人群進行多次測量，以了解變量隨時間的變化。這種設計可以用於檢測**因果關係、瞭解發展階段、預測結果以及評估介入效果**等。

有了橫斷式研究之基礎，我們團隊與國立臺灣大學其後進行一個太極拳與大腦科學的縱貫式介入研究，探討特定設計之太極拳運動對社區老年人認知與大腦功能之影響，該研究運用功能性磁振造影，探討在太極拳運動訓練介入前、後，長者執行認知功能、轉換任務測試時，大腦的變化。

結果發現，**老年人接受為期12週、每週3次、每次60分鐘太極拳運動訓練，比起未訓練者，能有效提升身體功能及轉換任務功能的正確率**，且在執行轉換任務時，大腦左側前額葉活化會增加，這與執行功能表現有關；太極拳訓練後，該大腦區活化增加愈高者，其轉換任務功能也進步得愈多，意即**所設計之太極拳能促進大腦認知功能，並可能預防失智**，該些研究成果亦發表於老人醫學領域期

刊《老化神經科學前沿（Frontiers in Aging Neuroscience）》（Wu et al., 2018; Wu et al., 2020）。

◉ 以八卦導引為核心的縱貫式介入研究

2021年，我們研究團隊在國科會的捐助下，更以「多模式健身運動課程對帶有與非帶有ApoE ε4基因對中老年族群神經認知功能之影響：東西方大腦體適能整合訓練（WE-Bfit）試驗」為名，探討八卦導引對於社區高與低失智症風險之中老年人，在認知功能與大腦功能影響。

ApoE 基因是一種脂蛋白元，其全名為Apolipoprotein E。這個基因位於人類第19對染色體上，其主要功能是協助肝臟細胞吸收脂肪並調節血液中的脂肪含量。有趣的是，ApoE基因與一些重要的疾病有密切關係，包括心臟血管疾病、大腦中風，以及阿茲海默症，也就是俗稱的老人癡呆症。

研究發現，如果一個人帶有ApoE ε4基因，那麼他們患上阿茲海默症的風險就會增加。具體來說，單一個ApoE ε4基因會使患上阿茲海默症的風險增加3至5倍，而帶有兩個時（如e4/e4基因型）則會使風險增加5至15倍。

我們團隊所進行的研究，即是建立在過去關於多模式健身運動對於認知功能的好處的基礎上，進一步瞭解這種運動方式對於不同

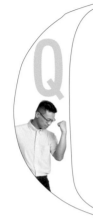

Q 八卦導引教學團隊同時也致力於學術研究，
好像滿特別的？

A
八卦導引本質及強調西方運動科學和大腦科學的融入，
由我帶領團隊深耕健身運動與認知神經科學領域，奠基
過去研究成果，並積極更新領域發現，甚至親身投入實
驗。而八卦導引即是將這些學術精華應用於實務的展
現，我們樂於成為大家收穫健康效益的墊腳石，期能引
領更多人邁向樂活生命。

阿茲海默症風險群體的效益。這項研究有助於我們了解運動如何影
響特定基因型的人，並有助於發展更有效的預防和治療方法。目前
該研究之計畫書後發表於優質國際期刊《老化神經科學前沿》
（Chang et al., 2022），相信這項研究的結果將對人們的健康和福祉
產生正向的影響。

八卦導引奠基科學研究，融合健身、健腦和健心等元素塑造多
模式健身運動，**從其所帶來的不僅是身體鍛鍊的健康效益，對於情
緒的調節和大腦功能的促進亦能帶來貢獻**，期望提供嶄新的健身運
動價值與體驗！**我們所力倡的健身運動效益，乃是源自科學實證研
究之證據**，更加可貴的是，教學、研發團隊本身亦致力於學術研
究，八卦導引高效健身運動乃是將集結自身大腦科學、運動科學研
究之發現，整合領域成果之精華轉化而成！

從運動科學學術到實務，將知識帶出實驗室，讓研究發現的健
身運動效益，在實際生活中發生。

肆

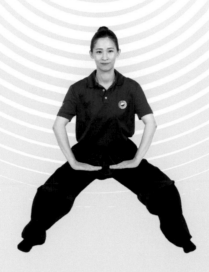

閱讀完上述章節，是否已經躍躍欲試？
打鐵趁熱，本章節將帶領讀者一同學習八卦導引動作！
透過精細的動作分解圖示，以及我在教學過程中
所整理出的指示重點，配合循序漸進練習，
相信即使從零開始，也可以精熟這些動作！

八卦導引動作
及其效益解析

　　讀者首先可先學習「基本動作」（包含基本步型、起勢與收勢，以及小收勢），接著正式逐步進入八卦導引的習練，這部分我不僅會傳授動作，更會詳細的介紹動作特色、說明健身適能效益及其所蘊含的養身意念引導，讓學習者有全面且深刻的了解。

　　八卦導引只有少少的八個動作，簡單易學。此外，不用擔心記憶不了所有的動作，在練習時可以拆解動作反覆練習，例如一天挑選一個動作反覆習練。相信在經歷時間與動作練習的累積下，八卦導引將會駕輕就熟！

　　誠摯邀請大家一同親身體驗，用行動創造價值！

基本動作

※ 基本步型

1. 馬步

教學指示：雙腳打開約兩個肩膀寬，腳尖內扣，使兩腳平行，膝蓋稍微往外張，尾椎骨往裡回收，立身中正，含胸拔背，保持二平（頭平、肩平）。

2. 弓步

教學指示：雙腳前後跨步打開，以順步弓步而言，兩腳站於同一直線，前弓後箭，保持前腳小腿與地面呈90度垂直，後腿則呈一直線。

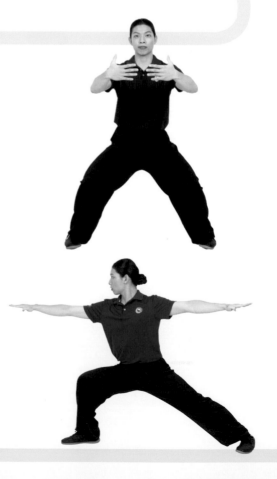

前腳掌朝前，後腳掌略向外開呈45度，身體側身，並保持頭頂身正。

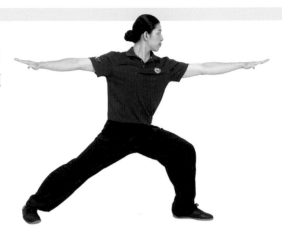

3. 歇步

教學指示：立身中正，後腿往前腿後點踏出，屈膝下蹲，兩腿交叉靠攏，後膝從前腿穿出，身體挺直，保持平衡。

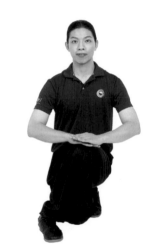

4. 仆步

教學指示：兩腳打開，將重心置於右／左側，另一側腿打直，兩腳平貼於地面，膝蓋外展延展胯襠。

▓ 起勢與收勢

1. 動作特色

　　起勢、收勢為八卦導引之基礎,從簡單的動作了解八卦導引之要領。低強度的肌力和平衡需求,讓我們能投入更多注意力在呼吸和動作控制上,如專注意念導引、觀照當下身體,進而使身心合一。將身心都準備好之後,方能進入八卦導引八式,以達最佳效益(可以左或右邊進行練習)。

2. 健身適能效益

訓練肌力:八卦導引中馬步基本功,可鍛鍊股四頭肌的等長收縮,同時重心轉移考驗基本的核心穩定搭配上呼吸。對於不常運動的族群或是長輩,乃是一個緩和卻又不失鍛鍊強度的動作。

鍛鍊平衡:在持續出力轉移重心的情況下,不只考驗肌力同時也考驗基本的平衡能力,藉由提升基本的肌力和平衡能力,可大幅降低跌倒受傷之風險。

體態維持:起勢與收勢的過程須保持軀幹挺直,感受好像一根線拉在頭頂上向上延展身體,將這個小動作加入日常生活中養成好習慣,就能擺脫駝背的習慣,擁有更好的體態。

3. 動作流程

STEP 1
預備姿勢。

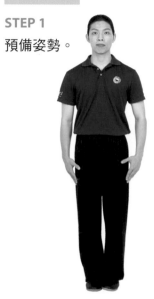

STEP 2
蹲膝落胯,重心至於右腳。

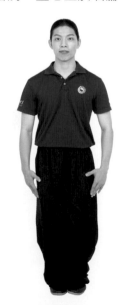

STEP 3

緩緩將左腳打開。

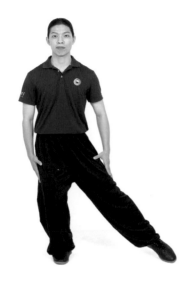

STEP 4

身體緩緩移至中間。

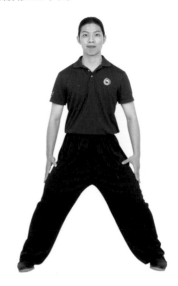

STEP 5

重心至於右腳，左腳輕
輕拉回。

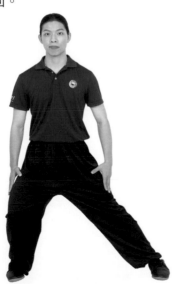

STEP 6

點地，起身。

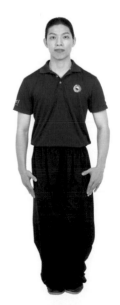

※ 小收勢

1. 動作特色

　　小收勢為八卦導引之基礎，透過每一式最後的調息、調心，將身心調整至最佳狀態以接續下一個動作。

2. 健身適能效益

　　透過延長呼吸與吐氣的時間，下調身體與心理在健身運動中興奮的狀態。

3. 動作流程

STEP 1

預備姿勢：雙手於胸前交叉（十字手）。

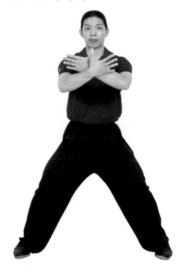

STEP 2

落手。

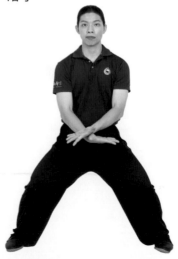

STEP 3

胸前畫弧吸氣,雙手持續往上。

STEP 4

吐氣。

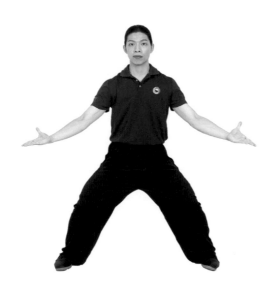

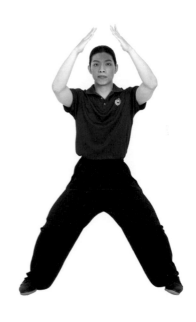

STEP 5

身體回正,蹲膝
落胯,十字手。

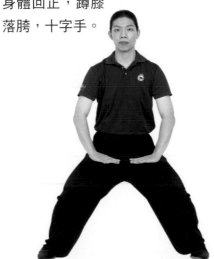

八卦導引

▦ 第一式：**猛虎出山**

1. **動作特色**

　　猛虎出山，為八卦導引第一式，包含有肌力、平衡、柔軟度練習之元素，再加上養身意念引導，配合呼吸也使自己能更加專注於當下，去除心中的雜念，感受肢體延展和控制的過程。

2. **健身適能效益**

訓練肌力：挑戰下肢肌力，尤其是下蹲期間放慢速度的肌肉控制，針對股四頭肌和臀大肌進行刺激，看似簡單卻充滿細節，雖是基本但要做到位需要處處留心。

鍛鍊平衡：動作為垂直起身和下蹲，搭配馬步支撐身體，重心流動間需保持軀幹穩定，為適合平衡能力之入門挑戰。

增進柔軟度：感受雙手帶領身體不斷向上延展，將身體拉直，向上延展過程拉伸目標肌肉闊背肌與腹直肌，喚醒軀幹肌肉。

3. **養身意念引導：理三焦**

　　八卦導引之猛虎出山，有養身歌訣曰：「猛虎出山理三焦」。

　　傳統養生觀念中，三焦乃六腑之一，以胸口乳頭中間的膻中穴及肚臍分成上、中、下合稱三焦。三焦有名無形，主管著人體氣血運行，調整及輔助臟腑的機能。三焦通暢，則血液及氣運行暢通無阻。

　　進行猛虎出山時，意念由兩手帶領，專注於呼吸，感受氣之運行，吸氣緩慢而穩定，手掌朝上引導軀幹伸展，氣息由下往上，梳理三焦。接著落手吐氣，不疾不徐，身體隨之下落，暢通三焦。

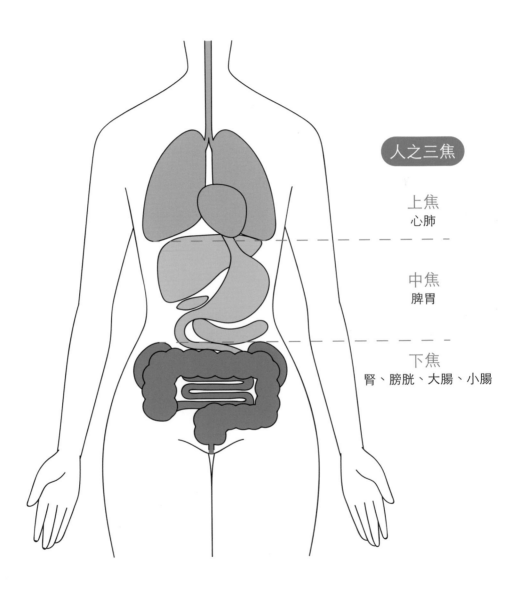

人之三焦

上焦
心肺

中焦
脾胃

下焦
腎、膀胱、大腸、小腸

4. 動作流程

STEP 1

預備姿勢。

STEP 2

身體下落,兩手打開。

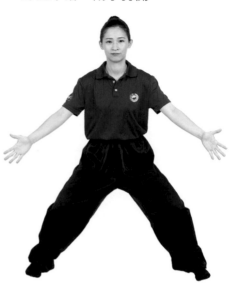

STEP 3

起身吸氣,
延展,手往
上,膝蓋緩
緩打直,延
展,維持。

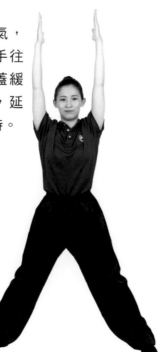

STEP 4

吐氣,食指相對,手過胸之
後,身體與手同時下落。

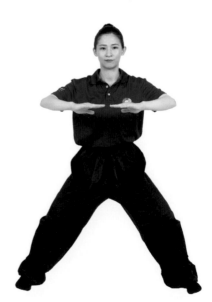

STEP 5

兩手至於襠前。

STEP 6

緩緩起身，蹲膝落胯，十字手。

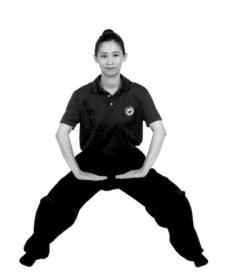

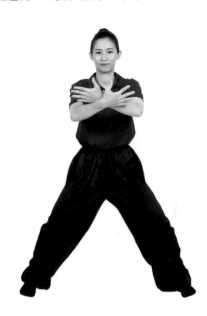

※ 第二式：大鵬展翅

1. 動作特色

　　八卦導引動作之大鵬展翅，同時包含有肌力、平衡、柔軟度練習之元素。尤其注重全身的協調以及重心轉換過程之平衡。在動作轉換時記得將意念專注於小指翻天，使得思緒集中，著重感受上肢的延展和撐旋。

2. 健身適能效益

訓練肌力：扣左手，展右腳，維持類似弓箭步下蹲的姿勢，控制手掌精細的動作並配合重心的轉換，過程中考驗下肢肌力肉及手部肌力，如股四頭肌、三角肌的「等長收縮」與「離心收縮」，以緩和的動作，刺激肌肉。

鍛鍊平衡：大鵬展翅包含有重心左右之轉換，尤其仰賴下肢肌群協助動作進行，及穩定，並配合手掌的動作，使動作流暢，同時訓練動態平衡能力。

增進柔軟度：大鵬展翅透過「小指翻天」等精細的手部動作引導上肢進行延展及撐旋，尤能促進三角肌及手臂之肌肉彈性，增加肩關節與胸椎之關節柔軟度及減少坐式生活與姿勢不良帶來傷害。

3. 養身意念引導：陰朝陽

　　八卦導引之大鵬展翅，有養身歌訣曰：「大鵬展翅陰朝陽」。

　　傳統養生觀念中，人體有十二經脈，分別為陰面經脈和陽面經脈。經絡是經脈和絡脈的總稱，是人體聯絡、運輸和傳導的系統。陰面經脈補元氣、調氣血及調臟腑；陽面的經脈則調節疲勞止痛。大鵬展翅著重手臂及手掌的細部動作，對應到以手指為終點的六條經絡，為手三陰經（肺、心包、心）及手三陽經（大腸、三焦、小腸），並經由調節經絡對應相關之臟腑，達到養生功效。

進行大鵬展翅時，可以透過鏡子或是同伴，檢視自身動作是否端正。前手小指翻天，後手手心朝外，讓陰面經脈朝向陽面，給身體帶來不同的刺激。

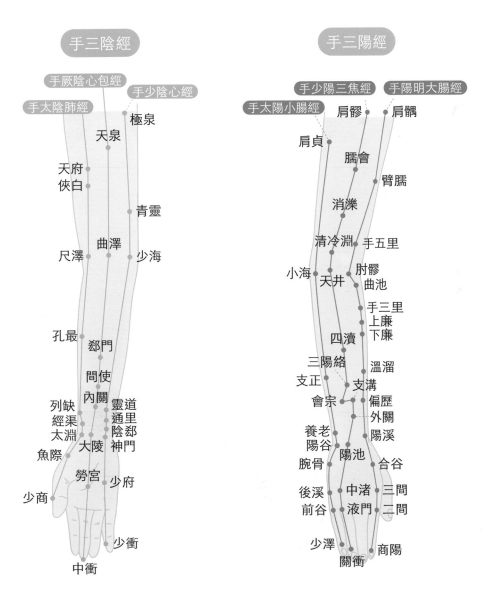

手三陰經

手厥陰心包經
手少陰心經
手太陰肺經
極泉
天泉
天府
俠白
青靈
曲澤
尺澤
少海
孔最
郄門
間使
內關
列缺　靈道
經渠　通里
太淵　陰郄
大陵　神門
魚際
勞宮　少府
少商
少衝
中衝

手三陽經

手少陽三焦經
手陽明大腸經
手太陽小腸經
肩髎　肩髃
肩貞
臑會
臂臑
消濼
清冷淵　手五里
小海　　肘髎
天井　　曲池
手三里
上廉
下廉
四瀆
三陽絡　溫溜
支正　支溝
會宗　偏歷
外關
養老　陽溪
陽谷
腕骨　陽池　合谷
後溪　中渚　三間
前谷　液門　二間
少澤　　商陽
關衝

4. 動作流程

STEP 1

預備姿勢。

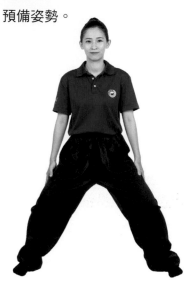

STEP 2

身體下落,兩手打開。

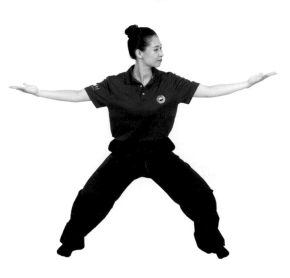

STEP 3

扣左手、左腳,展右手、右腳,前手小指翻天,後手手心朝外。

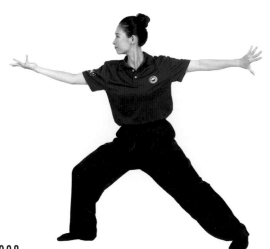

STEP 4

重心後坐,扣右手、右腳,擺左手、左腳。

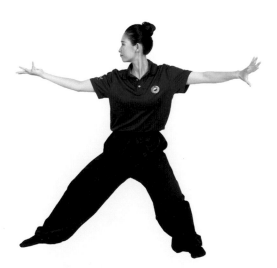

STEP 5

維持，小腿垂直於地面，後腳
打直，大鵬展翅陰朝陽。

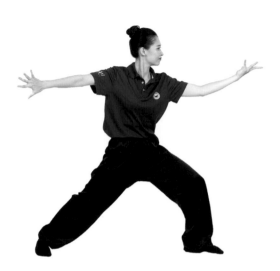

STEP 6

身體回正，蹲膝落胯，十字
手。

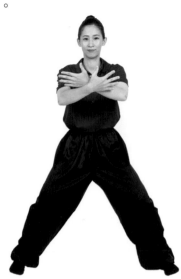

▦ 第三式：**獅子張口**

1. 動作特色

　　八卦導引動作之獅子張口，不僅同時進行肌力、平衡、柔軟度練習，帶入軀幹水平面的扭轉，以手指引導意念，伸掌纏手。獅子張口是八卦導引的招牌動作，專注於精細調整手掌的動作，使思緒專注於當下，感受胸背延展、意念隨手掌動作延伸，是具有挑戰性的動作。

2. 健身適能效益

訓練肌力：身體站穩後，隨著手起延伸腰椎及胸椎，過程中考驗下肢及核心肌群肌力，如股四頭肌、腹斜肌群的「等長收縮」與「離心收縮」，即使動作速度緩和，也能給予肌肉足夠刺激。

鍛鍊平衡：獅子張口需在下盤固定之狀態下，讓上半身延展，擰背轉腰，同時以手部動作引導身體延伸，維持姿勢的同時也考驗靜態平衡能力。

增進柔軟度：獅子張口使我們上半身核心肌群、腰椎及胸椎進行水平面的延展，矯正平時久坐含胸駝背的體態，讓緊繃僵硬的肌肉變成柔軟有彈性、有品質的肌肉；活化平時少用之肌肉，促進關節柔軟度及減少姿勢不良帶來傷害。

3. 養身意念引導：展腎肝

　　八卦導引之獅子張口，有養身歌訣曰：「獅子張口展腎肝」。

　　傳統養生觀念中，腎經始於足小趾，沿著小腿及大腿的內側，進入體內與腎聯繫，若人的腎氣充足，身體就會強健；肝經起於足底大拇指，沿著腳踝向上巡行，經肝臟、膽囊，分支到肺，再順著氣管直上。「肝主筋」，活絡肝經之功能在於疏通、舒暢、從而保證氣血的正常運行，協助身體能量系統平順運行。

　　八卦導引第三式－獅子張口，以腰椎為轉軸，輪流進行兩側擰背

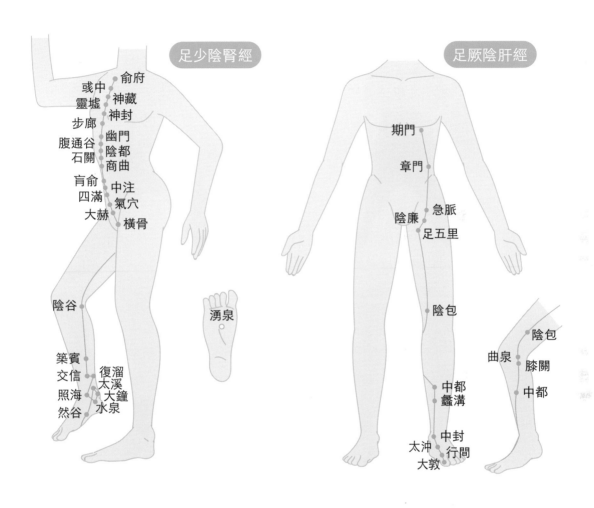

足少陰腎經

足厥陰肝經

轉腰，伸筋拔骨，感受肌肉伸展，並同時疏疏經絡，舒展肝經及膽
經，在練習時請依照指示及圖示，並觀照自身身體的反應，找到流暢
運行的感覺，達到養生養氣之功效。

4. 動作流程（正面）

STEP 1
預備姿勢。

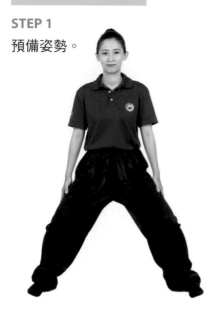

STEP 2
伸掌。

STEP 3
纏手。

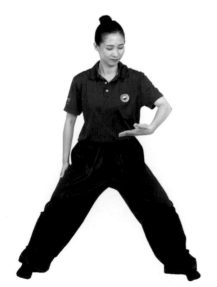

STEP 4
纏手到後方命門穴。

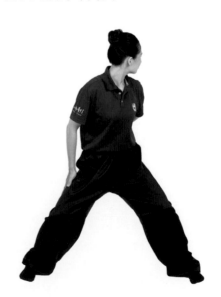

STEP 5

撐背轉腰，伸掌；右手朝上，
感受右側肌肉延展。

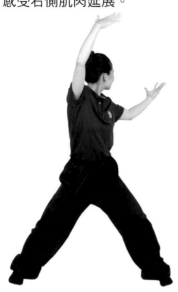

STEP 6

落上手，手掌用力。

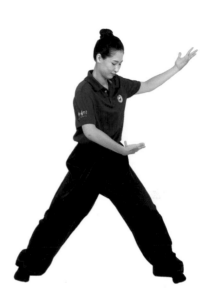

STEP 7

纏手，到腰間。

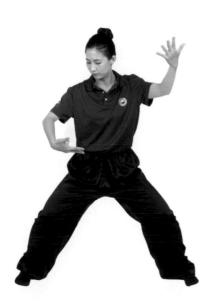

STEP 8

撐背轉腰，左手起。

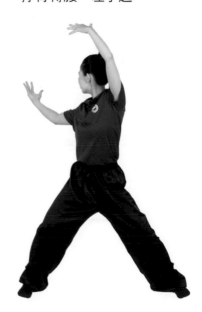

STEP 9

身體回正，蹲膝落胯，十字手。

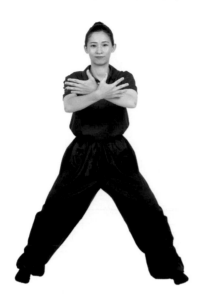

5. 動作流程（背面）

STEP 1

預備姿勢。

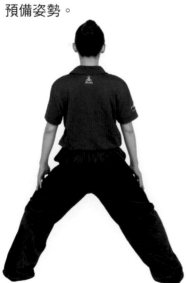

STEP 2

伸掌。

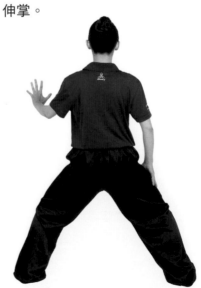

STEP 3

纏手。

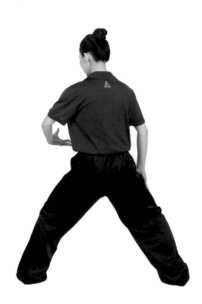

STEP 4

纏手到後方命門穴。

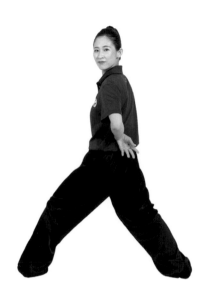

STEP 5

撐背轉腰，伸掌；右手朝上，
感受右側肌肉延展。

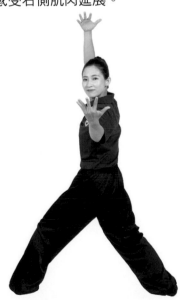

STEP 6

落上手，手掌用力。

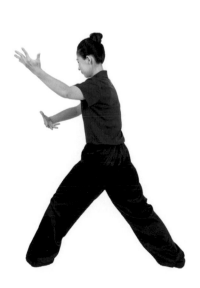

STEP 7

纏手，到腰間。

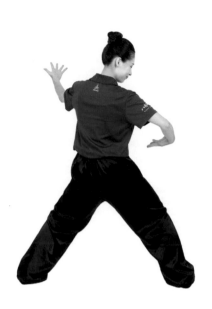

STEP 8

撐背轉腰，左手起。

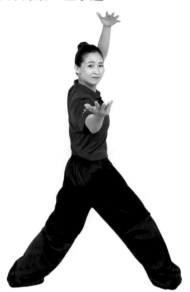

STEP 9

身體回正，蹲膝落胯，十字手。

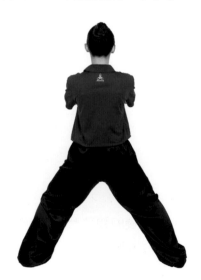

※ 第四式：**白猿獻果**

1. 動作特色

　　八卦導引動作之白猿獻果，尤其強調上半身的流動和胸背的柔軟度。特色為協調胸椎進行相反方向延展，帶給因為工作長久坐圓肩、駝背的我們，具有挑戰性的刺激。進行動作時透過養身意念引導，同時注意胸椎活動角度的改變，也使自己能更加專注於當下，去除心中的雜念，感受肢體延展和控制的過程。

2. 健身適能效益

訓練肌力：身體站穩之後，進行胸椎矢狀面的屈曲和伸直，過程中考驗背部肌力及胸部肩膀肌力，如斜方肌、後三角肌的「等長收縮」與「離心收縮」，即使動作速度緩和，也足夠刺激肌肉。

鍛鍊平衡：練習白猿獻果時，讓胸椎進行不同方向的延展，同時也訓練平衡能力。

增進柔軟度：練習白猿獻果時，使我們的胸椎延展之中，讓肌肉進行不同方向的伸展，尤其喚醒平時較少訓練的背部肌肉，將之鍛鍊成柔軟有彈性、有品質的肌肉；讓胸椎附近的肌肉可以伸長，促進關節柔軟度及減少坐式生活與姿勢不良帶來傷害。

3. 養身意念引導：舒心肺

　　八卦導引之白猿獻果，有養身歌訣曰：「白猿獻果舒心肺」。

　　傳統養生觀念認為「心主血脈道」，「肺主氣」，心肺功能與氣血循環密不可分，而氣血循環改善可以連帶舒緩肩頸僵硬、胸悶、呼吸變淺及疲倦等問題。

　　現代人生活常久坐，姿勢不良造成氣滯，氣血不順。「白猿獻果」，強調延展前胸及含胸展背，打開平常緊繃的頸部及胸口筋膜，疏通氣血，讓經絡與筋骨變得更加通暢，進行此動作時，應嘗試盡力延展胸背，以達功效。

4. 動作流程（正面）

STEP 1

預備姿勢。

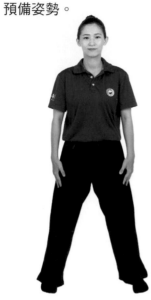

STEP 2

吸氣，起手至
肩平。

STEP 3

兩手肘往後，手掌置於脇下，延
展前胸、前八卦，兩手肘後夾。

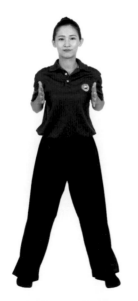

STEP 4

兩手相合，蹲膝落胯，手往前
伸，頭頂直，含胸展背。

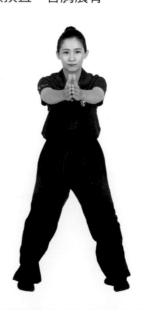

STEP 5

身體回正，蹲膝落胯，十字手。

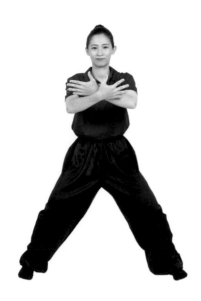

5. 動作流程（側面）

STEP 1

預備姿勢。

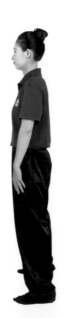

STEP 2

吸氣，起手至肩平。

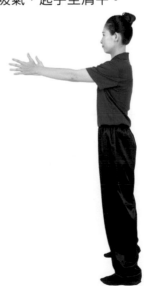

STEP 3

兩手肘往後，手掌置於脇下，
延展前胸、前八卦，兩手肘後
夾。

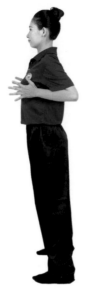

STEP 4

兩手相合，蹲膝落胯，手往前
伸，頭頂直，含胸展背。

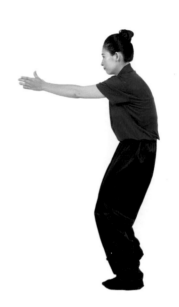

STEP 5

身體回正，蹲膝落胯，十字手。

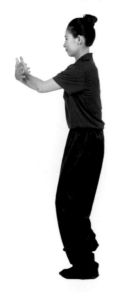

※ 第五式：**力推八馬**

1. 動作特色

　　八卦導引動作之力推八馬，對於下肢肌力、平衡、柔軟度均提供了相當的挑戰。透過手部向上延展，帶動軀幹在額狀面大幅度的伸展，當屈髖重心下落時，可以明顯感受腿後肌肉之延展。此外，全程下肢及核心肌群需協助身體穩定，動作過程配合養身意念引導，專注在呼吸，去除心中的雜念，感受軀幹延展和控制的過程。

2. 健身適能效益

訓練肌力：力推八馬包含有軀幹大幅度額狀面之動作，雙腳站開略為肩寬後，以雙手延伸，引導軀幹做延展及流動，過程中考驗下肢及核心肌力之穩定。

鍛鍊平衡：不同方向的動作，需要的平衡能力不同，力推八馬可以鍛鍊到側面的平衡能力，尤其帶動髖關節及核心肌群協調，才能穩定做出力推八馬。

增進柔軟度：腰部兩側肌群常被我們忽略，力推八馬可以帶動我們側腹肌群如腹斜肌、腰方肌，透過大幅度的延展轉換，亦考驗腿後肌群之柔軟度。

3. 養身意念引導：導經絡

　　八卦導引之力推八馬，有養身歌訣曰：「力推八馬導陰陽」。

　　傳統養生觀念重視經絡平衡，練習力推八馬幫助我們調氣、暢通經絡，其動作強調筋絡及臟腑的平衡，氣息吐納的平衡。在動態之中轉換肌肉、筋膜在收縮及伸展之間，同時在身體擺盪的過程讓平常積淤停滯已久的機能重新活絡。進行力推八馬時，需要專注在身體各個方位的動作，如翻身、轉正，並且注意呼吸的穩定避免憋氣，以達到導引平衡，健身養生的功效。

4. 動作流程

STEP 1

預備姿勢。

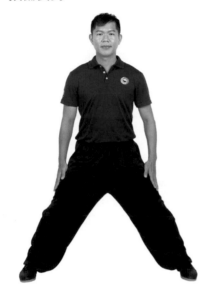

STEP 2

膝蓋打直，手起，四指相對。

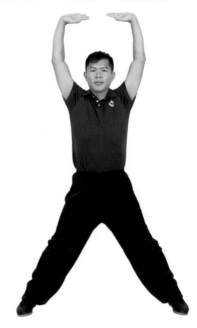

STEP 3

吐氣，身體緩緩向左邊走。

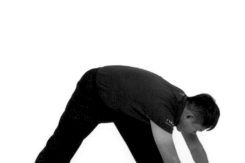

STEP 4

畫弧，身體緩緩向右邊走。

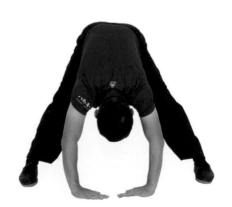

STEP 5

感受兩腿背側延展、轉換的感覺。

STEP 6

翻身，身體轉正。

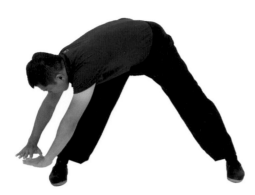

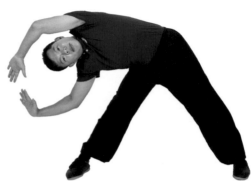

STEP 7

起身。

STEP 8

吐氣，身體緩緩向右邊走。

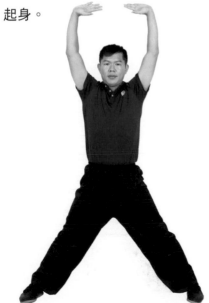

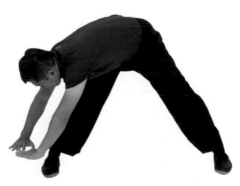

STEP 9

畫弧，身體緩緩向左邊走。

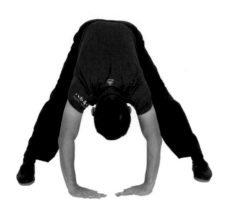

STEP 10

翻身，身體轉正。

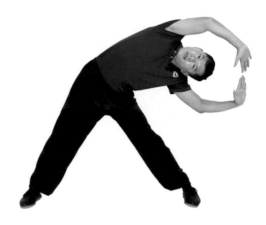

STEP 11

起身。

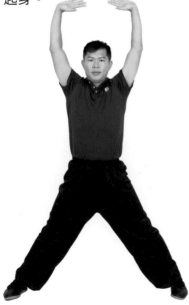

STEP 12

雙掌下落，腳尖腳跟回收。

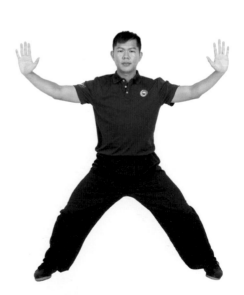

STEP 13

身體回正，蹲膝落胯，十字手。

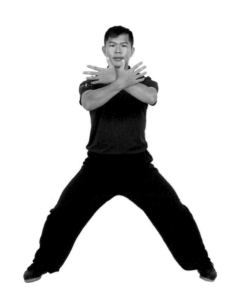

▓ 第六式：**懷中抱月**

1. 動作特色

　　八卦導引動作之懷中抱月，著重軀幹矢狀面的延展及屈曲，達到暢通任督二脈之功效。不僅同時進行肌力、平衡、柔軟度練習，再加上養身意念引導，過程中需配合呼吸、專注於當下，去除心中的雜念，感受肢體延展和控制。

2. 健身適能效益

訓練肌力：身體站穩之後，隨著手起延伸腰椎及胸椎，過程中考驗下肢肌力及核心肌力，如股四頭肌、腹直肌的「等長收縮」與「離心收縮」，即使動作速度緩和，也足夠刺激肌肉。

鍛鍊平衡：進行懷中抱月需讓上半身延伸後仰，接著轉換方向，刺激頭頂百會穴，動作流動的同時也訓練平衡能力。

增進柔軟度：練習懷中抱月使我們上半身核心肌群、腰椎及胸椎在延展之中，疏通任督二脈，活化筋絡，讓緊繃僵硬的肌肉變成柔軟有彈性、有品質的肌肉；讓腰椎附近的肌肉可以伸展，促進關節柔軟度及減少坐式生活與姿勢不良帶來傷害。

3. 養身意念引導：通任督

　　八卦導引之懷中抱月，有養身歌訣曰：「懷中抱月通任督」。

　　人的身體前陰後陽，任脈在身體前部，督脈在身體後部。任督二脈，前者管控所有的陰經 (手三陰、足三陰六條經脈)，後者管控所有的陽經 (手三陽、足三陽六條經脈)。任脈和督脈與十二經脈皆有關連，打通任督二脈，氣血循環通暢。

　　「懷中抱月」以緩慢的動作改變身體習慣的方位，並透過氣的吸吐帶動身體延展任督二脈。以下巴帶動任脈延展，並以百會穴朝地延展督脈，均需配合緩慢穩定且持續的氣息，感受氣在兩脈之間流通身體的感覺，達到暢通二脈的功效。

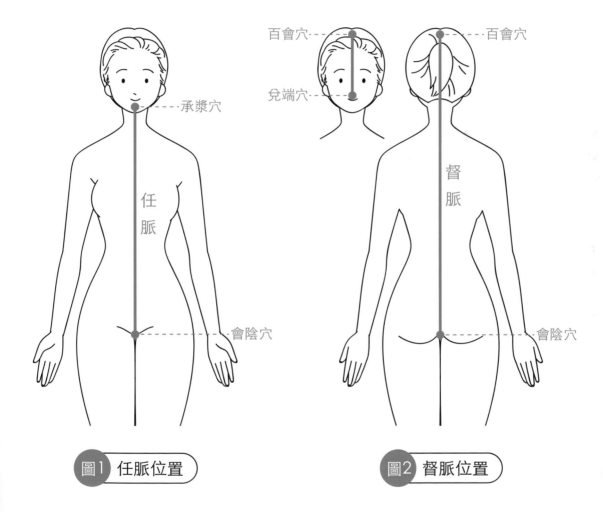

承漿穴

任脈

會陰穴

百會穴

兌端穴

督脈

百會穴

會陰穴

圖1 任脈位置

圖2 督脈位置

4. 動作流程（正面）

STEP 1

預備姿勢。

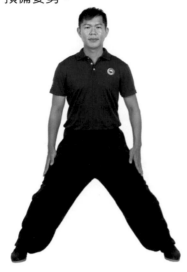

STEP 2

手起，四指相對。

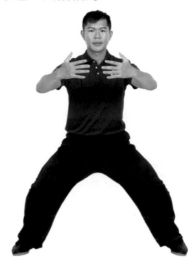

STEP 3

大拇指朝上，下巴往上走，讓你的下巴帶著身體前方任脈延展，身體往後，眼睛打開。

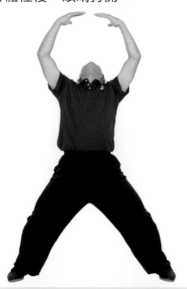

STEP 4

百會穴朝向地板，吐氣，往後方看。感受脖子後側延展的感覺。

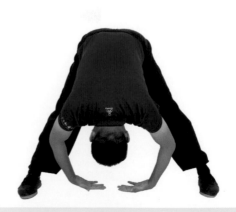

STEP 5

身體回正。

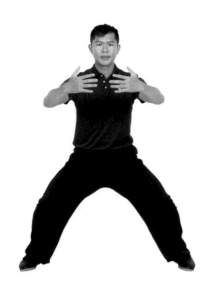

STEP 6

蹲膝落胯，兩手相合十字手。

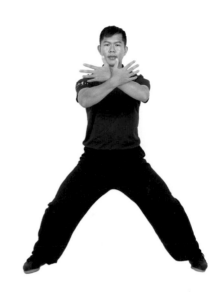

5. 動作流程（側面）

STEP 1

手起，四指相對。

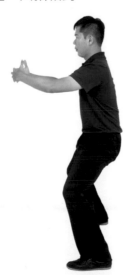

STEP 2

大拇指朝上，下巴往上走，讓你的下巴帶著身體前方任脈延展，身體往後，眼睛打開。

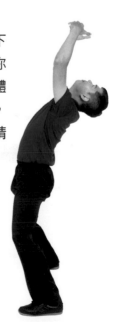

STEP 3

膝蓋緩緩打直，頭輕輕往下。

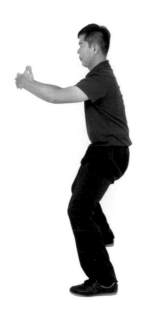

STEP 4

百會穴朝向地板，吐氣，往後方
看。感受脖子後側延展的感覺。

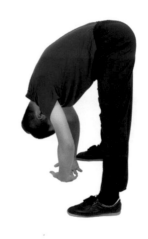

STEP 5

身體慢慢回正。

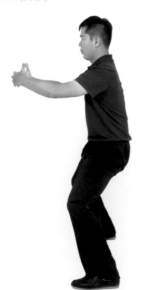

STEP 6

蹲膝落胯，兩手相合十字手。

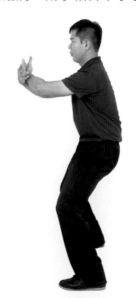

※ 第七式：**指天插地**

1. 動作特色

　　八卦導引動作之指天插地，為八卦導引中需要較大幅度移動的動作，過程不僅考驗下肢肌力，也需要保持平衡並專注使動作流暢，此外也包含了上肢延伸帶領軀幹伸展，挑戰全身的身體適能。配合養身意念引導，使自己能更加專注於當下，去除心中的雜念，感受步伐移動，並在蹲至最低點時，帥氣自信地完成整個動作。

2. 健身適能效益

訓練肌力：以單腳為重心的歇步，搭配上下延展雙手，挑戰的不只是臀部以及大腿的肌力，還需要穩定核心使身體正直，在步伐轉換的同時也需要仰賴下肢及核心肌力之控制，挑戰全方位的身體肌力！

鍛鍊平衡：動態動作流動時包含起身時中心上下的變化，以及步伐移動時的重心轉換；靜態穩定時以單腳為重心且支撐身體的底面積小，因此進行指天插地時步伐之間的下蹲和起身，是整套動作中最具挑戰的過程，也可藉此促進自己的平衡能力。

增進柔軟度：練習指天插地需要良好的胸椎活動度，在動作過程確保挺身不含胸、不駝背，舒緩日常不良姿勢產生的緊繃和圓肩駝背；而以手引導全身動作時，也考驗肩關節柔軟度。最後，下蹲之動作可練習腳踝活動，舒緩緊繃的小腿肌群，蹲得下去，站得起來！

3. 養身意念引導：擰帶脈

　　八卦導引之指天插地，有養身歌訣曰：「指天插地擰帶脈」。

　　帶脈位於腰間，如同一條帶子，以肚臍為中心繞身一圈。按摩帶脈能強健脾陽，振奮陽氣，讓氣血運行加快，改善腰部痠痛、經痛等症狀，還可以增強腸道蠕動、促進排便。而運動，比起一般按摩有效

益，練習指天插地時透過旋轉帶
脈並維持姿勢，刺激帶脈上的穴
道，並進行穩定緩慢的呼吸使體
內氣血暢通，達到養氣之功效。

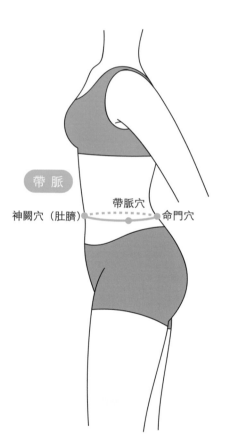

帶 脈

神闕穴（肚臍）　　帶脈穴　　命門穴

4. 動作流程（正面）

STEP 1

預備姿勢。

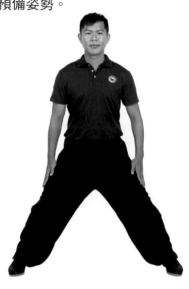

STEP 2

左手往上，小指
內旋，右腳往後
倒插。

STEP 3

上手小臂與地面垂直，指天插地，眼睛看左方，旋轉帶脈。

STEP 4

緩緩起身，上手下落，仆步往下，左手虎口至於大腿，手沿著大腿、小腿順下。

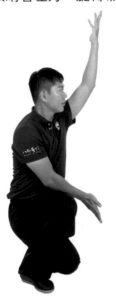

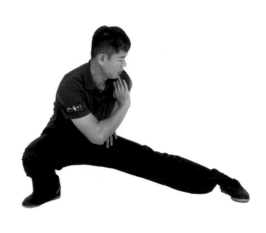

STEP 5

游胯身體往前走，手背與肩平，右手從腋下穿起。

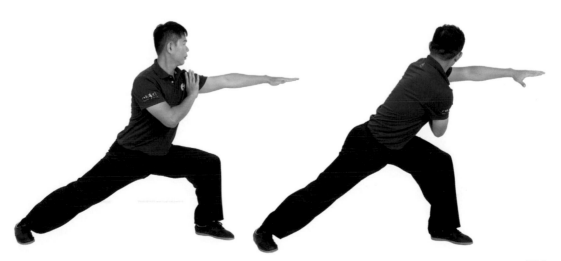

STEP 6

右腳過步，上手小指內旋、左手下插，眼睛看著右方。

STEP 7

緩緩起身，仆步往下，右手虎口在大腿。

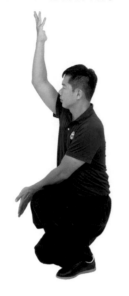

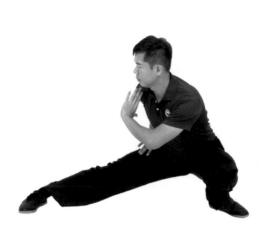

STEP 8

沿著大腿、小腿、往前，游胯，左手從腋下穿起。

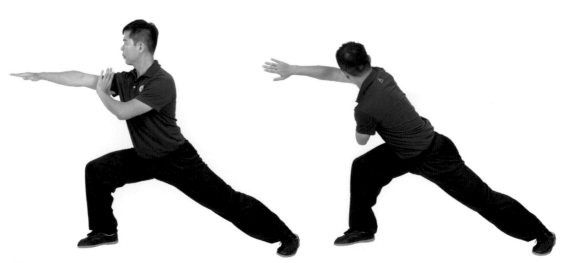

STEP 9

左腳過步，右手下插。

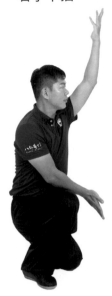

STEP 10

身體回正，蹲膝落胯，十字手。

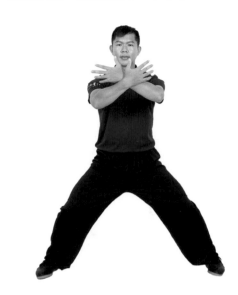

5. 動作流程（背面）

STEP 1

預備姿勢。

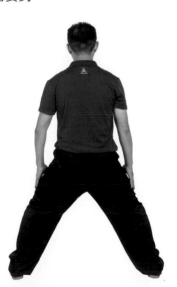

STEP 2

左手往上，
小指內旋，
右腳往後倒
插。

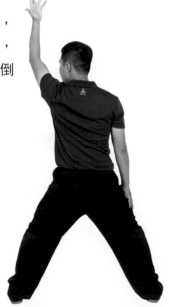

STEP 3

上手小臂與地面垂直，指天插
地，眼睛看左方，旋轉帶脈。

STEP4

緩緩起身，上手下落，仆步往
下，左手虎口至於大腿，手沿著
大腿、小腿順下。

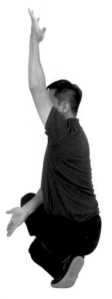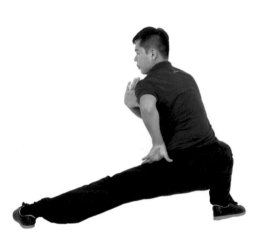

STEP 5

游胯身體往前走，手背與肩平，右手從腋下穿起。

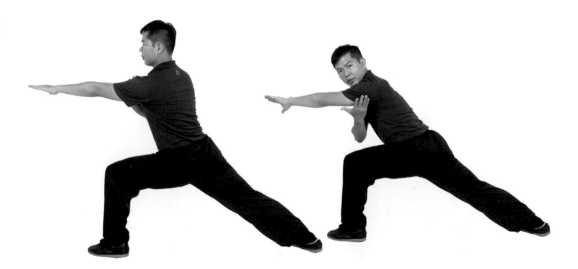

STEP 6

右腳過步，上手小指內旋、左
手下插，眼睛看著右方。

STEP 7

緩緩起身，仆步往下，右手虎口
在大腿。

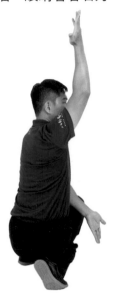
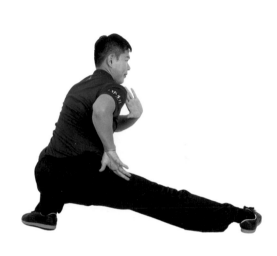

STEP 8

沿著大腿、小腿、往前，遊胯，左手從腋下穿起。

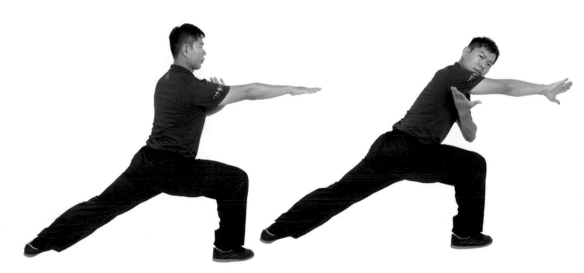

STEP 9

左腳過步，右手下插。

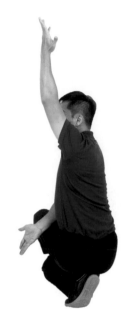

STEP 10

身體回正，蹲膝落胯，十字手。

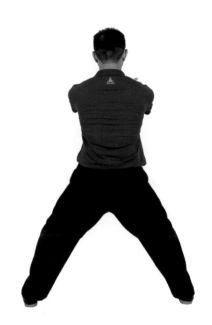

※ 第八式：**青龍探爪**

1. 動作特色

　　八卦導引動作之青龍探爪，為八卦導引最後一式，也是八卦導引的招牌動作。練習過程要求核心控制以及上肢動作的細膩度，配合四字口訣「裹、開、穿、擰」，留心肢體擺放位置之細節，使動作流暢的進行，同時考驗身體能力及動作之精細控制，過程中專注協調全身，使身心合一。

2. 健身適能效益

訓練肌力：最後一招青龍探爪是八卦導引中的招牌動作，雖然不如前面動作需要使用到大肌群的肌力，但要求的是核心控制以及上肢動作的細膩度。

鍛鍊平衡：進入八卦導引招式的尾聲，前面已經耗費許多力氣在肌力和平衡的動作控制上，因此青龍探爪較為緩和。即使如此在旋轉身體的同時還是需要維持平衡，將招牌動作完美呈現，達到畫龍點睛的效果。

增進柔軟度：青龍探爪同樣需要良好的胸椎活動度，在動作過程確保挺身不含胸、不駝背，慢慢旋轉身體與頸部轉至斜後方，將身體的擰旋角度延展到極限。

3. 養身意念引導：調脾胃

　　八卦導引之青龍探爪，有養身歌訣曰：「青龍探爪調脾胃」。

　　傳統養生觀念認為「脾主運化，胃主受納」，脾胃共同影響我們的消化吸收及能量的運輸並透過氣、血液運行全身。與能量相關，「脾主肌肉」，脾胃好消化功能好，連帶四肢也強健。

　　脾胃位於中焦，相為表裡，「青龍探爪」以手部細微動作引導身體「轉腰擰背」，緩和的動作按摩中焦及脾胃經絡，調節消化系統，

改善能量運行，進行青龍探爪時勿躁進，配合手掌及手指運行轉動身
體，緩慢協調的運行身體，以達調脾胃之養生功效。

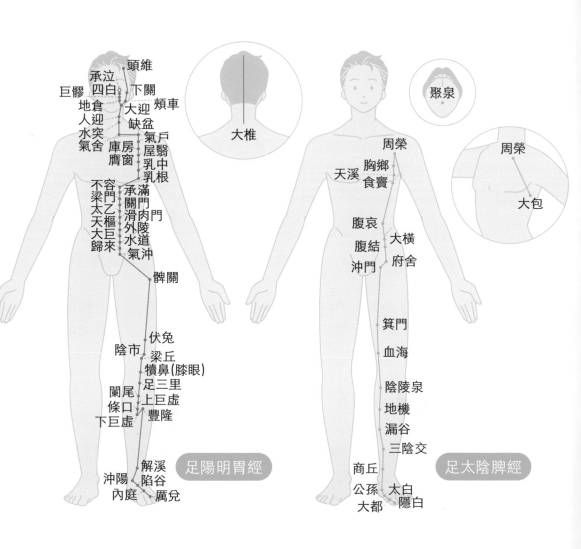

4. 動作流程（正面）

STEP 1

預備姿勢。

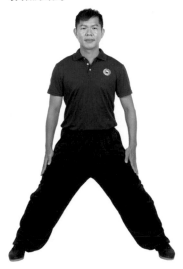

STEP 2

左手纏手

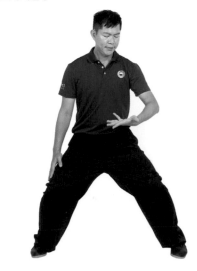

STEP 3

裹：左手小指內旋。

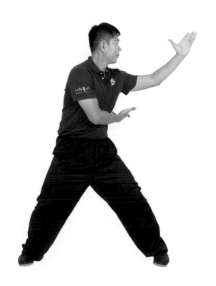

STEP 4

開：右手從腋下打開。

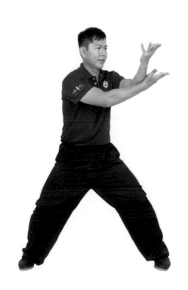

STEP 5

穿：兩手一前一後朝向右邊
45度。

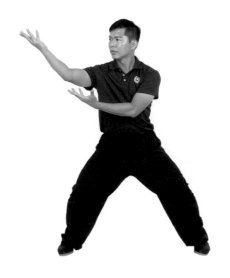

STEP 6

擰：轉腰擰背，虎口大開，坐腕伸
指，小指稍內旋，上手指尖平眉
尖，下手中指對手肘，手肘掩心。

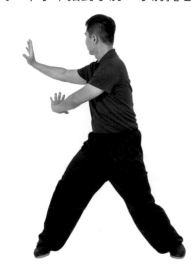

STEP 7

右手纏手。

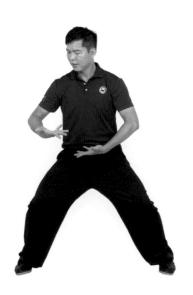

STEP 8

裹：右手小指內旋。

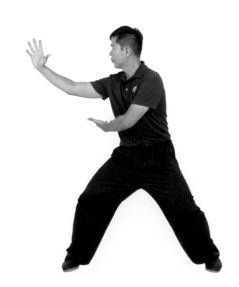

STEP 9

開：左手從腋下打開。

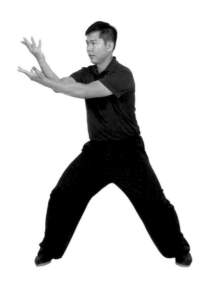

STEP 10

穿：兩手一前一後朝向左邊45度。

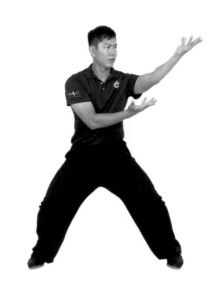

STEP 11

擰：轉腰擰背，虎口大開，坐腕
伸指，小指稍內旋，上手指尖平
眉尖，下手中指對手肘，手肘掩
心。

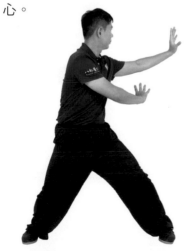

STEP 12

身體回正，蹲膝落胯，十字手。

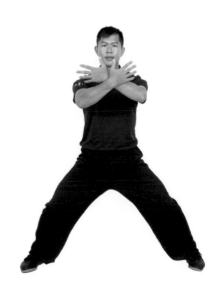

5. 動作流程（背面）

STEP 1

預備姿勢。

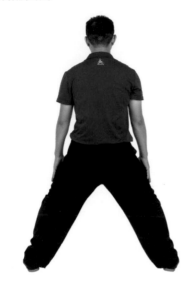

STEP 2

左手纏手。

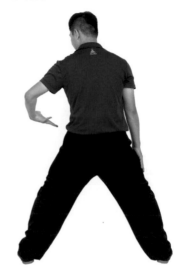

STEP 3

裹：左手小指內旋。

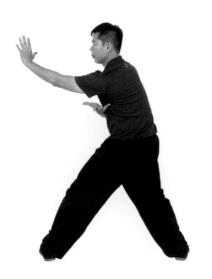

STEP 4

開：右手從腋下打開。

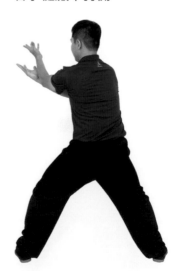

STEP 5

穿：兩手一前一後朝向右邊45度。

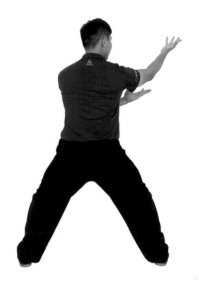

STEP 6

擰：轉腰擰背，虎口大開，坐腕伸指，小指稍內旋，上手指尖平眉尖，下手中指對手肘，手肘掩心。

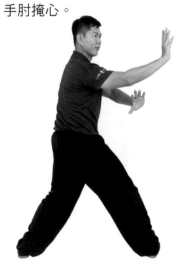

STEP 7

右手纏手。

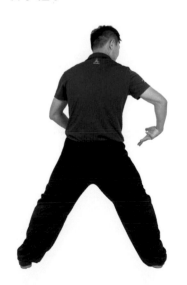

STEP 8

裏：右手小指內旋。

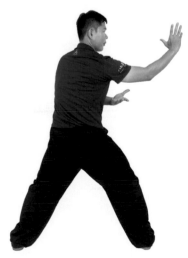

STEP 9

開：左手從腋下打開。

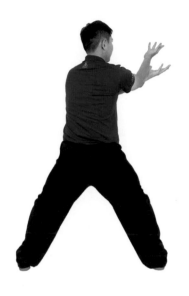

STEP 10

穿：兩手一前一後朝向左邊45
度。

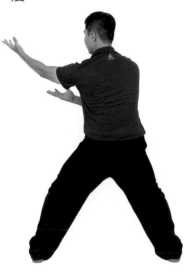

STEP 11

擰：轉腰擰背，虎口大開，坐腕
伸指，小指稍內旋，上手指尖平
眉尖，下手中指對手肘，手肘掩
心。

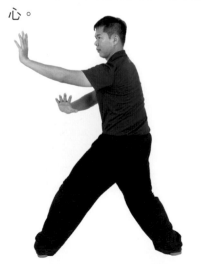

STEP 12

身體回正，蹲膝落胯，十字手。

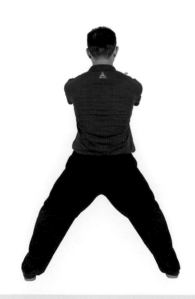

八卦導引之
課程設計與結構

上一章中，讀者已經透過八卦導引練習了「多成分健身運動」，然八卦導引不僅於此，還可以「課程」的層次上進階練習「多模式的健身運動」！事實上，我已將八卦導引打造為一套可供持續練習的課程，共有十二堂／週、每堂時間為75至90分鐘，帶大家高效運動。

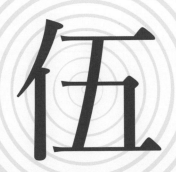

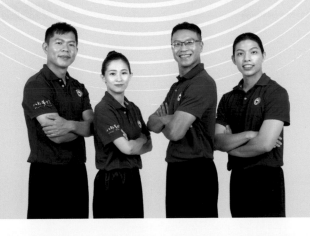

　　八卦導引課程在架構上為「6＋1個階段」，包括有動熱心肺、柔軟肌力、八卦導引、文化互動、伸展緩和、正念靜坐等課程中的六個階段，以及一個課後之溫馨提醒。本章首先針對課程包含之各階段設計概念與目的進行說明，而後再介紹各階段實務操作內容。

　　本章中亦提供部分範例影片，相信透過本書及附錄之影片，將擁有一套設計完整的課表，隨時可以彈性的展開一套完整的「多模式的健身運動」：八卦導引！

八卦導引
課程設計

　　八卦導引課程依循「樂活生命」之願景，「大腦健康」為目標，融入「四身二文美」之核心原則，並以運動科學、大腦科學研究為基礎，設計出十二堂／週，每堂時間為75至90分鐘的內容。

　　課程架構獨具設計，以下將針對各階段進行介紹。

▦ 動熱心肺

　　動熱心肺階段包括有初始的關節活動，與其後之有氧間歇健身運動作為熱身。關節活動是較輕鬆的關節柔軟度動作，目的在讓身體動，並逐漸進入狀況；而有氧間歇健身運動之目的則是提高心跳

及身體核心溫度，調整身體能量代謝，並有效預防肌肉、肌腱和韌帶等軟組織傷害，以利接軌課程更加順利。

有氧間歇健身運動採取中高強度之間歇運動（Moderate and High-Intensity Interval Training, MHIIT），以提升心跳為基礎，為訓練心肺適能的重要運動型態。心肺適能指的是我們在執行活動時，心臟、血管、肺臟、骨骼肌輸送和利用氧氣的能力。良好的心肺適能，對於心血管和呼吸系統的健康至關重要。而間歇性的健身運動型態不但能挑戰心肺適能，更有著「短時高效」之特點，能在短時間消耗更多熱量，亦可提升運動後的身體代謝率。

透過動熱心肺階段之安排，將能在熱身的同時，針對心肺適能進行訓練。

▨ 柔軟肌力

完成動熱心肺階段，身體與肌肉溫度提升後，第二階段柔軟肌力則透過專注於下肢、上肢，以及全身性的的伸展，聚焦肌腱、韌帶的延展性、柔軟度和關節活動度；而要求動作維持及其穩定性的同時，亦考驗著肌耐力。

柔軟度、關節活動度指的是關節能伸展活動的最大範圍。良好的柔軟度不僅能維持優美的的體態，更能使我們隨心所欲地完成日常動作，並同時降低因動作限制而產生的運動傷害。透過適度的伸

139

展，進行柔軟度的提升，不僅是為了課程動作的需求就而準備，更是在訓練維持生活品質的重要能力。

▨ 八卦導引

第三階段著重八卦導引之技能學習和演練，並涵蓋多個重要的體適能元素：透過擰旋、延展達到更佳的柔軟度練習；姿勢的維持、動態中求穩定，藉由慢速收縮、等長收縮訓練上下肢的肌力與肌耐力；步伐重心的移轉、動作的流動納含了平衡與協調。

練習過程中，亦會透過意念引導、呼吸調整，有意識地配合動作去控制吸氣以及吐氣之速率，將伸展同時融入意識、呼吸，不僅能使心情平靜達到放鬆舒壓的效果，亦可刺激大腦去同時控制呼吸以及身體動作，促進大腦健康！

課程除透過全身性、多成分的健身運動訓練帶來多方的挑戰，更奠基於東方身體與哲學智慧的武學文化，在動作教學的過程引領大家了解其中細節的力與美，舉手投足都富含著文化與智慧，也給予技能學習的認知刺激，帶來多方的身、心，甚至是大腦健康的效益。

▨ 文化互動

文化互動即文化分享和社會互動。有別於一般傳統健身運動課

程，本課程不僅涵蓋身體適能的訓練，八卦導引以中華武術為本，背後的歷史文化寓意源遠流長，亦是課程之亮點。歷史乃是「人」的故事，時光歲月的累積，建造出了我們共有的智慧寶庫，乍看遙不可及的歷史，我們透過課程中的文化分享帶領讀者穿梭古今，繼往開來。

社會互動的環節，我們透過分組進行動作之交流，建立互動聯繫，透過教與學的身分轉換，有機會從旁觀者的角度對動作進行檢視，不僅能提升對於細節的敏銳度，更進一步加強了對動作的記憶，也透過肢體的互動、語言的溝通，彼此借鏡，從中達到教學相長的效果！

▨ 伸展緩和

伸展緩和由上至下，依序透過肩頸、胸腹、下肢、核心等大肌群的伸展，緩解肌肉不平衡性——肌力與肌肉長度的不相等，會降低關節柔軟度和提高受傷率。

伸展緩和與第二部分的柔軟肌力目的不同，此階段注重於透過伸展課程中著重訓練的肌群，恢復肌肉長度並增加局部血液及淋巴的循環，促進身體廢物代謝，減緩延遲性痠痛（Delayed Onset Muscle Soreness, DOMS），同時也平緩身體與心理的高覺醒狀態，為下一階段的正念靜坐做準備。

▨ 正念靜坐

　　在課程結尾，八卦導引課程透過正念靜坐結合呼吸放鬆，調形、調息、調心，透過對當下身體的覺察，如同船錨一般，讓注意力與意識聚焦於當下。正念靜坐結合呼吸放鬆是一種常見的放鬆方法，可以幫助人們紓解壓力、減輕焦慮和提高身心健康。它亦有機會培養正念能力，提高對生活的敏感度和品質。

　　正念所傳達之訊息，亦是呼應本課程之宗旨，八卦導引課程期望帶給大家的不僅是健身運動課程，而是秉持健康、快樂、追求，來引領達到樂活生命之目標。

▨ 溫馨提醒

　　溫馨提醒或自我練習紀錄透過課後教材的提供和日誌回饋，有助於在課後能於家中進行自主練習，保持健身運動習慣。根據世界衛生組織，建議每週應從事中強度健身運動量達150至300分鐘，因此如何將課程的運動量在課後進行延續，是需要被考量的重要議題，但卻往往被坊間課程忽略。

　　八卦導引課程精心設計溫馨提醒與自我練習紀錄，提供讀者在課後仍能輕鬆取得課程相關資訊，若有同好一起參與，也能透過老師、同儕間的回饋互相督促鼓勵。

　　透過溫馨提醒或自我練習紀錄的安排，不僅能增加課後的運動

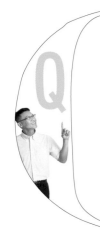

Ⓠ **一堂75至90分鐘的課程能做那麼多事嗎？會不會跟不上進度？**

Ⓐ

八卦導引課程的每一階段都相當精煉，我們提綱挈領，濃縮學術成果、直搗動作要點，並將暖身、主要訓練與緩和與上述之六階段融合，掌握健身運動關鍵，實現短時高效之成果。然而雖說內容扎實，安排上依然循序漸進，也特別安排溫馨提醒之機制，陪伴大家重複演練，積累健康效益。

量和練習量，更能促進自主運動之動機，幫助自己持續從事健身運動（即運動依附性），以利健身運動習慣的維持，並將課程之效益延續。

八卦導引課程架構

八卦導引之十二堂、每堂時間為75至90分鐘之課程，建議可以每週一堂之頻率（若每週二堂以上效益更佳），並配合課後練習進行。本章節將針對課程包含之六個階段實際操作內容作文字範例說明，建議閱讀時可搭配影片觀看動作示範，將有助於掌握及理解。

課程之架構與時間範例安排如圖表所示，實際演練時，可依據自身狀況及環境設備進行調整。

八卦導引課程架構

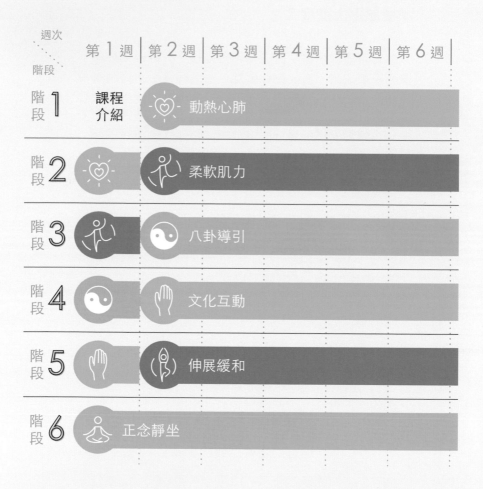

週次	第1週	第2週	第3週	第4週	第5週	第6週

階段1　課程介紹　動熱心肺

階段2　柔軟肌力

階段3　八卦導引

階段4　文化互動

階段5　伸展緩和

階段6　正念靜坐

動熱心肺

柔軟肌力

八卦導引

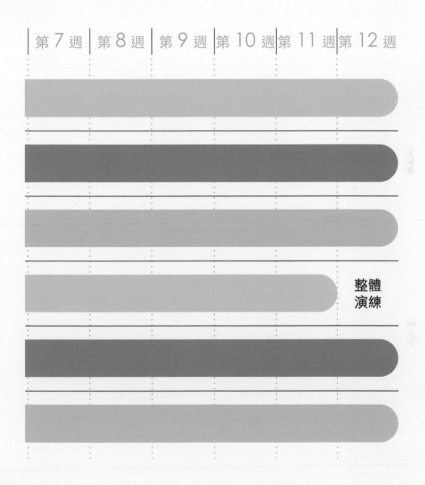

※ 動熱心肺（約為10分鐘）

　　動熱心肺階段先以較輕鬆的關節活動開始，讓身體逐漸進入狀況。接著進入有中高強度間歇運動（MHIIT）型態的訓練，透過短暫中高強度的運動和短暫的休息時間交替，讓身體達到最佳熱身、增加心肺適能的效果。

採用動作如：交叉提膝、深蹲交叉提膝、弓步提膝衝拳、弓箭步／弓箭步轉腰、直手平板支撐／直手平板支撐變化式、開合跳／開合跳加深蹲等，並可自行變化。

⊙ 動作內容可參見示範影片

※ 柔軟肌力（25至30分鐘間）

　　在這個階段，我們將專注於下肢的伸展和穩定動作，旨在提升肌肉、肌腱、韌帶之延展性，以及關節的活動度和柔軟度，並同時訓練肌耐力。每個動作都會分別以單側進行，並維持約20秒鐘，左右交替進行兩次。

採用動作如：馬步壓肩、後腿伸展、跪姿側伸、坐姿髖外轉、前腿延展、仆步壓腿、提腿

等，並可自行變化。

⊙ **動作內容可參見示範影片**

▒ 八卦導引（30至35分鐘間）

八卦導引動作階段可在此時間完成。

此階段為八卦導引之學習，課程內容依週次做安排如下，而細部內容可參見前一章節之動作說明。

▒ 文化互動（0至5分鐘間）

八卦導引課程中穿插了六個文化分享故事和對練互動動作，可在學習的同時也能了解不同文化的故事和背景。這些互動動作也是循序漸進的，除了可逐漸熟悉、掌握動作技巧外，並同時提升互動與動作的和諧度。

故事有海納百川（一）、海納百川（二）、宮尹鐵鐲、神力程三、有緣送藝；對練互動則有金雞點頭、靈蛇出動、天王托塔、恭喜發財、蝴蝶翻旋。

▒ 伸展緩和（5至10分鐘間）

伸展緩和是由上至下，依序透過肩頸、胸腹、下肢、核心等大肌群的伸展，降低因肌肉張力不平衡產生之關節柔軟度限制、降低

受傷率，並促進身體循環代謝，達到良好的調整。

採用動作如三角肌前束拉伸、平舉肩部、手肘後勾、身側延展、跪姿腿部伸展、躺臥伸展、坐姿伸展、跪姿背部伸展等，並可自行變化。

☉ 動作內容可參見示範影片

▨ 正念靜坐（5至10分鐘間）

正念靜坐階段之執行，將依循講師或教練透過口頭指導，或播放錄音檔進行，引導學員集中注意力，注意身體的感覺和狀態。過程亦會適時提醒對於分心狀況之處理，如「如果分心了，也不用擔心，只需要輕輕地把注意力帶回來」。在這個過程中，著重在引導學習如何自我覺察，以達到身心靈的平衡和健康。

☉ 動作內容可參見示範影片

▨ 溫馨提醒

學習並不僅限於每週一次，每週多次也同

樣重要。因此，八卦導引課程提供了多種方式來幫助在每週進行多次練習的可能，其中包括已經錄製的課後練習影片，讓學員即使錯過了自我設定的時間，仍可以再找時間做有架構、有系統的循序漸進。

此外，還提供了自我練習紀錄表如下，讓您能夠自行紀錄每周的練習次數和時間。這不僅有助於您持續練習，也方便了解自身的練習情況，提供回饋鼓勵，達到正向循環。

◉ 使用方法

每次練習後可在各個階段的空格中將練習次數以「正字符號」標記，提供自我練習的紀錄表。透過次數的標記，也可以瞭解在十二週中，各個階段練習的多寡，以進行之後之自我調整。

課程規畫

（第 1 週）課程說明、八卦導引簡介、基本步型

（第 2 週）基本動作練習、小收勢、起勢、收勢

（第 3 週）基本動作練習、八卦導引：猛虎出山

（第 4 週）基本動作練習、八卦導引：大鵬展翅

（第 5 週）基本動作練習、八卦導引：獅子張口

（第 6 週）基本動作練習、八卦導引：白猿獻果

（第 7 週）基本動作練習、八卦導引：力推八馬

（第 8 週）基本動作練習、八卦導引：懷中抱月

（第 9 週）基本動作練習、八卦導引：指天插地

（第 10 週）基本動作練習、八卦導引：青龍探爪

（第 11 週）基本動作練習、八卦導引：綜整複習

（第 12 週）基本動作練習、八卦導引：成果演練

自我練習紀錄表

階段 週次	階段一	階段二	階段三	階段四	階段五	階段六
第1週	課程介紹					
第2週						
第3週						
第4週						
第5週						
第6週						
第7週						
第8週						
第9週						
第10週						
第11週						
第12週				整體演練		

動熱心肺　　　柔軟肌力　　　八卦導引

文化互動　　　伸展緩和　　　正念靜坐

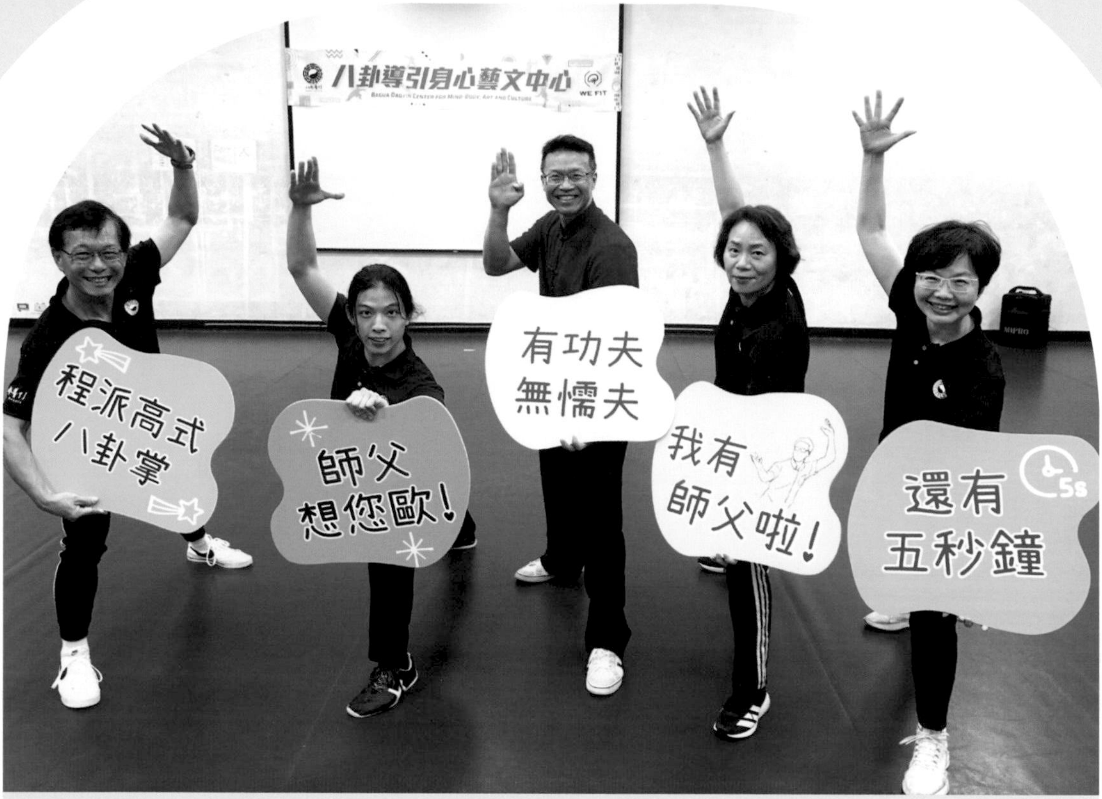

八卦導引身心藝文中心
WE FIT
程派高式
八卦掌
師父
想您歐！
有功夫
無懦夫
我有
師父啦！
還有
五秒鐘
5s

後記

學員心得分享

感謝大家分享心得！

看到大家的回饋和自身的成長與轉變，對我作為運動科學和大腦科學傳播者而言，無疑是最令人感激和感動的高端時刻。一直以來，我致力於引導學生或學員延續更高品質的生命。而在大家持續鍛鍊八卦導引多模式健身運動的過程中，無限美好的可能正在萌芽！

（以下依姓名筆畫排列）

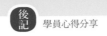

方美珠

職業：合作金庫銀行／副理
上課時間：6個月

　　緣起於參加2023年3月「八卦人生 樂活轉身」成果發表會，這是我第一次實際接觸傳說中八卦導引，從老師及其他表演者精采的演繹，充分展現中西方武學融合的力與美，深具中國傳統文化底蘊與精髓，開啟了我對八卦導引的學習興趣。

　　很幸運地自從參加八卦導引的學習，從動熱心肺的暖身到指天插地、青龍探爪再到四方扣步，學習過程非常開心也漸漸領悟習武的奧妙，跟隨老師規劃課程一步一步地學習，至今雖僅短暫的半年，身心靈都受到洗滌，體力變好了，工作更有精神，心靈充滿正能量，它默默地改變了我，期待我也可以樂活轉身。

方翠華

職業：中華旅館經理人協會／榮譽理事長
上課時間：5年

　　自從練習八卦導引以來，在身體與心靈上獲得許多好處。首先，可以增強身體的柔軟性和力量，改善體態和姿勢。其次，可以減輕壓力和焦慮，提高心理健康。有助於放鬆身心，增進睡眠質量。此外，還可以提高注意力和專注力，促進身體與心靈的連結。運動過程中結合深呼吸和冥想，可以幫助提升身體的能量水平，增加內在平靜感。另外，八卦導引也有助於促進循環系統的健康，降低血壓和改善心血管功能。最後，八卦導引是一種全面性的運動，可以幫助調整體重，塑造身材。總結來說，對身心健康有多方面的益處，是一種綜合性的運動和修行方式。

李心怡

職業：碩泰公關／總經理
上課時間：4 年

　　八卦導引是「東西方融合的武學身心藝術文化」。每次練習，我都感受到動功跟靜功兼容，身體是動與熱，心理是靜而穩，每個動作的當下，我只跟自己相處，做完身心都淋漓盡致，好像去了一趟武林探險，理解自己境界到哪裡，心靈可以澄靜無波。

　　學習八卦導引4年了。每次上課都深切體驗到扭轉、下腰、轉身所運動到的，都是我們很少觸及的身體部位。這門既可以身心雕琢，又可以從費力到省心的學習課程，決定一路學到天荒地老。

吳亞玲

職業：東森財經新聞台／節目製作人
上課時間：4 個月

　　第一次接觸八卦導引就會上癮！這是發自內心的話！

　　2023年3月因確診肺線癌四期，正苦惱什麼樣的運動可以幫助我在術後做心肺的訓練，接觸八卦導引之後猶如重獲新生。

　　透過每一次的練習，不僅鍛鍊了心肺、肌耐力，以及身體的協調性和柔軟性，也重新認識了自己身體的每一個部位，藉由不同的招式，感受到身體能量的流動，每一次上完課程總是能感受到滿滿的正能量。

　　未來我會繼續練習八卦導引來增進身心健康，更要大力推廣這個優質的好運動。

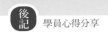

吳彥霆、陳玥彤

職業：直通國際首席顧問、瑞竣科技總經理
上課時間：1 年 6 個月

　　當進入中年後，更注重養生而不再尋求競技運動。在尋覓適合的運動時，意外發現育愷老師的八卦導引教程。這不僅喚起了我們對武術的興趣，更能達成養生功法的需求。老師和教練們以有序邏輯地傳授練習技巧和養生細節，從武練到文練，協助學員們都能真正踏入八卦掌的藝術殿堂。能結緣育愷老師，真好！

李玲蘭

職業：萬記貿易有限公司／總經理
上課時間：6 個月

　　經由參加老師的研究計畫，開始八卦導引學習，過程中從身體非常僵硬，甚至懷疑筋肉沾黏到半夜小腿抽筋，腹部抽筋，幾乎沒有的胸肌也抽筋，暈眩……各種狀況，釋放出來的訊息是我的急躁緊張，於是我開始慢下來，聆聽自己身體的聲音，在一次次練習中，不斷地鼓勵自己，「放鬆，再多纏轉一點……放鬆……再多延伸一些……隨著呼吸節奏和律動，將身體的疲勞和壓力慢慢釋放。

　　在導引中感受自己當天的狀況，進而和自己對談，若是美好的一天則嘉許感恩，若是的諸事不順就安慰祝福，無論歡喜悲憂，都讓它隨著這一天平靜結束，每天我在八卦導引中愛護自己。

李素伶

職業：宏碁股份有限公司
上課時間：6個月

半年前，我對參加「八卦導引」學習有些猶豫，因為對這個項目不太了解。直到和母親聊天時，我才明白它是指中國武術的八卦掌，一直以來都是我父親的練習項目。經過更深入的了解，我立刻報名參加。

八卦導引以八卦掌為基礎，加上伸展引導，旨在改善氣血循環。每次練習後，我感到全身溫暖，思緒平靜。

學習八卦導引幾個月來，最深刻的體驗是呼吸的改變。導引讓呼吸更平穩，對患有「地中海型貧血」且容易在壓力下心跳加速的情況亦有明顯改善。

雖然身體柔軟度還需提升，但我深信八卦導引值得繼續努力。

李書孝

職業：環宇法律事務所
上課時間：4年

我年滿六十歲，學習程派高式八卦掌已有4年了，健康的身心是最大的收穫。八卦掌是一種全面提升精、氣、神的運動，不僅是精妙的武術、也蘊涵著哲理，開發自身的潛能。而充滿熱誠、正能量及博學多聞的育愷老師，也是我能持續保持學習熱情的重要原因。在他鼓勵下，我由學習生到拜師入門，結識同門師兄，相互切磋交流，漸漸體會八卦掌法的要義，不得不感嘆本派祖師爺們的智慧。

吳慧芳

職業：東吳大學／助理教授
上課時間：6個月

50+學習用不同的方法，創造健康人生。

增肌可以不用做重量訓練，減脂也可以不用控制飲食，透過學習「八卦導引多模式運動」就可以達成。

每週課堂的練習，身、心、靈彷彿都獲得重新排列組合，不論是生理上肌力、平衡力、活動力，以及心理上專注力都明顯提升。在課堂中或結束後都可以感受到開心、歡樂的感覺，也重啟了對生活、工作的熱情與正向情緒。

李靜秀

職業：勤業眾信聯合會計師事務所／稅務部協理
上課時間：4年

老師將運動科學及大腦科學運用其中，所以有暖身、八卦導引及冥想課程，開啟中年社畜的一扇健康大門，讓身體常用及幾乎沒用到的肌肉群都得到訓練及舒展，冥想讓腦袋淨空解壓，還必須手腦並用，因招式間可以交替延伸運用，永遠有學不完的招式。

有幸看到老師精湛又氣勢磅薄的拳術。久坐辦公室的腰酸背痛逐漸地減少，走遠路也輕鬆自如，不開心就來練習拳法，煩惱一掃而空，常學新招肯定很難失智，因身體腦袋心靈都不斷進步中，學習八卦導引宛如置入勁量電池，只要你願意turn on，電力自然會源源不絕挹注到全身的。

東方介德

職業：東吳大學體育室／教授兼體育室主任
上課時間：1 年

過去身為籃球運動員，為了在比賽中表現優異，需要高強度無氧運動，奔跑、急停、跳躍和轉向，但也導致了許多運動傷害。

一年前，有幸跟隨育愷教授學習八卦導引。他以簡單日常的方式呈現高深武術的內涵，對身體和心理健康產生積極影響。他細致教導基本功和招式，強調動作細節，要求多方向伸展和轉動。這些練習提高了關節靈活性、減輕肌肉緊張和關節僵硬，緩解了身體不適。

八卦導引對心理層面也有積極影響，培養了專注力、自律性和毅力。每次練習中強調呼吸控制和冥想，減輕工作壓力，提高身心健康。強烈推薦參加八卦導引，強身健體！

林美慧

職業：禪之藝心靈工坊／執行長
上課時間：3 年

走在俠女的英雄之旅！一直以來就夢想著當俠女，很開心育愷老師引領我加入八卦導引這個大家園，讓我懷著希望，往俠女夢想之路前進，相信一路跟隨，終能實現這趟英雄之旅的。有夢最美，逐夢踏實，感恩老師，謝謝老師。話 師父引進門修行看個人，相信我的堅持與持續學習精進，終能如願成就為俠女！

林維詩

職業：台灣中國旅行社／副總經理
上課時間：1年

　　武術，對於沒有運動細胞的我來說，是全新的體驗。老師以溫柔、耐心而鼓勵的語氣教導，基本動作與步法，調整呼吸，看似簡單的動作，招招訓練到不同的肌力與柔軟度，從頭到腳多方協調。聽到「起勢」，專注於每個動作的本身，聽到「收勢」，往下一個招式去，要能行雲流水得有體力加上腦力。痠痛與舒暢來自不同於其他運動的扭、擰、轉等訓練與心境沉、慢、靜的練習。一日練有一日功，在大汗淋漓之後，身輕盈心結實，更能樂活轉身。

邱璊華

職業：群禾管理／董事長
上課時間：1年

　　當初聽到有八卦導引的課程可以學習，就急忙上網搜尋認識一下：八卦導引是以八卦拳為元素，使得學習者經過鍛鍊，達到身心整合的效果。透過身體伸展引體讓「氣」和「血」兩個基本元素在體內流動，氣血能通暢，身體自然健康。

　　雖然八卦導引看起來很溫和，但每次上課卻都汗流夾背，透過每週訓練也感受到身體的變化，不再胸悶，肌力增強，透過伸展經絡，好像把全身重組一次，通體舒暢。期待可以持續與八卦導引成為好朋友，達成一生樂活健康無憂的學習目標。

洪湘瑅

職業：頂匯投資有限公司／負責人
上課時間：4 年

在EMBA課程中所學到的八卦導引，是我最喜愛的運動之一。對於經常旅行的我，沒有地域限制，隨時都可練習，疏通筋骨，身心休息。

八卦導引看似簡單其實頗有難度。它是靠身體力量的扭和擰力，雖然只有八式卻是式式緊湊和精采。整套導引做完，小小流汗，精神好。青龍探爪是我最喜歡的一式。

育愷老師是位好研究，認真教學又好脾氣的老師。能進入八卦導引的課程真是我人生一大樂事。

殷翠鳳

職業：鴻圖投資控股有限公司／董事長
上課時間：1 年

我一直熱愛中華文化，例如詩詞、書法、刺繡等，只有武術一直難以入門。參加育愷老師的「東西方健身健腦整合運動」計畫後，接觸到了「八卦導引」；這項運動不僅需要身體柔軟度和思緒沉著，還需要耐力和定性。

一開始我只是模仿動作和形式。但在中階階段，我發現即使是相同的動作，馬步的穩定度、身體擰轉的角度、對峙時的眼神專注，都需要內化並透過身體表現出來，才能展現武術的力與美。1年來，不斷有新的發現，特別是當學習到「指天插地」時，説有多麼帥氣就有多麼帥氣，怎能不叫人大感驚喜傾心學習。

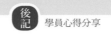

陳心怡

職業：幸福高手／創辦人
上課時間：1 年

　　參加國科會的「東西方腦適能整合運動」計畫，我意外踏入了武術的奇妙世界。在八卦導引的課程中，我從最初的迷茫摸索，到逐漸掌握技巧，最終甘願大汗淋漓地投入。這段旅程不僅讓我體驗到不同的挑戰，還令我的肌力更為強壯，耐力更加持久，居然能夠完成個人初半馬。更令人驚喜的是，我開始意識到不同運動、舞蹈、瑜伽等等，都擁有類似的基本動作，這意味著我建立了正確的身體觀念。這些美好的經驗不僅為我打造出健康的身體，更讓我對未來50歲以後的幸福生活充滿信心。

曹以會

職業：媒體工作者
上課時間：1 年

　　被八卦導引吸引是因為育愷老師，老師不論多忙，不論多累，見到他永遠都是精神奕奕，精氣神十足，其中必要獨門功夫。

　　跟著上了半年的八卦導引的初級課程，課程從熱身、主課到收操，一趟下來，身體非常有感，特別是八卦導引的每一個動作的設計，都在不同部位伸筋拔骨，練下來通體舒暢。

　　有一次跟同學在林間一起練了一趟八卦導引，身體生起一股異樣的感覺，不論是身心意都很自在，與大自然的風聲樹影結合為一，感受非常奇妙。

張良珍

職業：美商多特瑞 dōTERRA ／業務總監
上課時間：6個月

八卦導引，一門我早就心儀的課程，終於有機會親身體驗。身邊有練習超過20年的朋友分享，它不只能修身齊家，更有防身之效。令我印象深刻的是，八卦導引結合了運動科學和大腦科學研究，將多元健身運動融為一體。

第一次接觸，就深感其魅力。不論多忙，我決意要持續練習，因為只有經常的學習和練習，才能真正體會其深度。僅僅4個月的時間，當我因工作需搭紅眼班機出國，八卦導引已成為我調整時差、迅速投入工作的神奇助力。

人生或許充滿了高潮與低谷，但八卦導引，帶著我們，健康向前行！

陳佩君

職業：外商銀行／副總經理
上課時間：1年

哇！是什麼運動讓我每次汗水如大珠小珠落玉盤，漸進式課程活動從完整的熱身、練功、收操、正念靜坐，運動完的酸痛隨著認真練習也縮短天數了。因緣際會參與育愷教授的專案研究，開始每個週末與「八卦導引」有約，追隨著育愷教授的講座腳步，學習這運動技能與運動正念。當「運動科學和腦科學」遇上「武學身心藝術文化」真的有感，潛移默化中，讓我身處高壓生活環境中得到平衡身心舒緩的功效，發覺沮喪抱怨的心情縮短了、工作效率提高了，真是非常感謝。很期待跟著教授師父繼續學習下去，八卦人生、樂活轉身，進而健康華麗瘦身。

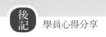

郭怡萱

職業：精誠軟體公司／業務處長
上課時間：2年

　　在這兩年的八卦導引課程中，我對身體的轉變感到驚訝。從最初每次練習後隔天身體的痠痛，到現在肌肉的擰旋和伸展已經變得非常順暢。八卦導引課程不僅是學習拳法，還能夠從中理解各個不同階段的歷史故事和典故。透過這樣增加額外知識的學習方式，讓我對老師的教學更加喜愛與欽佩，這門課程是一門能夠持續學習且不斷吸引我的課程。

陳玥螢

職業：士林銀座大廈／管理負責人
上課時間：1年

　　3月中旬和認識的朋友們一同參加了張老師開課的「八卦導引課程」，看到老師與教練的演練行雲流水，體態優雅，開始擔憂我能練得好嗎？

　　一開始的熱身操身體很吃力跟不上，練完後全身酸痛，老師與教練鼓勵說這是動作確實，身體很快就會適應。持續每週歡樂的團練，短短一個半小時，即使是靜態的站樁，也能感受到熱流在掌心流動。週間鞭策自己看著老師的影片跟著練習，身體整個協調順暢很明顯進步，這拳法健身真的很棒，教練上課強調的「導氣令和引體令柔」整個身體筋膜都有延展拉伸，整套拳法練完時間不會很長但運動效果很明顯真的通體舒暢！

陸佳驊

職業：台灣太古可口可樂／冷飲設備規劃經理
上課時間：4年

　　這4年的學習，我深刻了解到武術是呼吸、肌力及柔軟度的結合，看著師父及師兄姐演示剛中帶柔的招式，總是讓我深深感動，這真的是人體可以展現出最好的美感了。

　　八卦導引可以讓我更加了解身體狀況，將原本笨重的四肢透過各項的招式，學習如何控制自己的身體，提高協調性及靈活性。雖然我還不能有師父及師兄姐的華麗動作，但至少我可以保護自己並保持身體健康。

　　八卦導引不需額外的道具及特別的場地，能在有限的空間內無論室內或戶外即可進行的運動，絕對是一項可以是長久進行的健身及養心方式。

陳伭任

職業：《今周刊》／數位內容部總監兼總編輯
上課時間：2年

　　每個男生心中都藏有一個「武俠夢」，就算江湖遙不可及。原本只是為了參與學姊的論文研究，卻意外跨入育愷老師的初階八卦課裡，從動到靜，從依樣畫葫蘆到緩步心領神會，才發現進殿堂在一念之間，就算沒慧根、不是張無忌，凡夫俗子也能浸淫在習武練身的天地中。

　　有幸一睹育愷老師揮舞八卦子午鴛鴦鉞，圓了見證絕世高手的滿足；上課跟不上腳步，也能在打拳與椿功享受大汗淋漓的快感、帶來心靈上的平靜清新。念念不忘，必有迴響，縱有半途而廢，卻仍在八卦導引的武俠夢中緣起不滅。

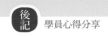

陳淑雲

職業：國立臺灣師範大學／學生輔導中心學專任心理師
上課時間：4 年

　　2019年起開始參與八卦導引課程，逐漸踏進對八卦導引的認識與跟隨。初始雖時感追逐肢體動作的辛苦，但每堂課都能透過老師的動作示範與原理解說，串連起認知分析與覺察肢體動作的整體脈絡，讓自己勇於嘗試擴展身體的可能性。從勉強做到、到想辦法突破、到確實做到的學習歷程，最後都能帶給自己身心平衡的充實感。

　　回顧學習至今，仍偶爾因感覺知易行難而難免退縮，但身心合一的意象化教導，總能增強自我掌握的信心，並感受到老師同儕的支持鼓勵，這樣的心流（Flow）共鳴亦同時映照到自己的生活面向，正向看待自己並勇於前進。

陳翌隆

職業：黃系詠春、簡用武研／創辦人
上課時間：4 年

　　向張育愷教授學習八卦導引的期間，每每都被其深厚的功底、對武術的熱情、海納百川的心胸所折服。

　　八卦導引除了是奠定八卦掌的基本功力訓練外，更是一套比八段錦更有效果的殿堂級養生功法，再加上張育愷師父揉合西方大腦科學及運動科學的輔助，在在又把八卦掌的先天後天之變，再以一種全新的方式，重新用現代科技方法，讓東方武學藝術，呈現在世人的眼前，展現了四身二文之美！

　　最後，能拜師在育愷師父的門下，成為其國字輩弟子，可以在武術上面，有一個得以歸屬的「家」，何其有幸！

張淑麗

職業：嘉祥發企業有限公司／負責人
上課時間：1 年

自從學了八卦導引，我的運動能力簡直有了天翻地覆的變化。以前，我從未體驗過這種程度的運動樂趣。自從開始學習八卦導引後，運動已經成為我的生活不可或缺的一部分。它我感到最特別的地方，就是在練習它的過程中，能夠明顯感受到體內氣流的流動，這不僅讓我的肌肉更加強壯，而且改善了我的柔軟度、平衡感以及體力。

更令人驚喜的是，八卦導引對我的體態和體重都產生了顯著的積極影響。這個練習不僅增強了我的肌肉，體重也有了顯著的改善。八卦導引不僅僅是一種運動方式，它已經成為我生活中的一個習慣，讓我擁有更健康、更強壯的身體。

許碧珠

職業：慈濟基金會、社區關懷據點／防災士、講師
上課時間：1 年

我剛開始練時很挫敗，因為全身到處痠痛，而且疼痛指數到8，讓我幾乎想放棄了。後來育愷老師與妍菲老師會指導我們如何讓身體放鬆、使力、鬆筋，肩與雙腿的跨如何配合轉身，手臂力與呼吸的氣合，讓我覺得打拳時雖然汗流浹背，但是全身舒暢。透過靜坐讓自己靜心，一呼一吸調整來自己的心緒脫離紛亂、更穩定。

我覺得練八卦導引就是「強筋骨、壯腦力」。看到這裏您還在等嗎？

這麼好快加入我們的行列，活化您的大腦，維持健美體態、延緩身材變形，永遠比生理年齡年輕！

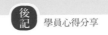

陳潔怡

職業：惠通國際／負責人
上課時間：1年

從前很少運動的我，工作壓力很大，常常全身緊繃肩頸酸痛，自從練了八卦導引之後，讓我有很大的改善，本來很抗拒每週一次的練習，現在非常的期待練習的時候運動流汗及放鬆的感覺，我想我會好好的繼續練下去，終於找到一個適合自己的運動，非常感謝育愷老師及教練們！

張蘇美

職業：國小教師
上課時間：1年

這半年來，在學習八卦導引的旅程中，透過教練耐心的引導，學習身體的各部位如何相互配合，形成一個流暢而優雅的動作。這種動作帶來的感覺並非單純的運動，而透過呼吸和動作的合一，使氣息更加順暢，同時也讓我的體力和耐力得到了明顯的提升，也為我的內心世界注入了一股寧靜和力量。更重要的是，一直困擾我多年的失眠症狀，也在練習這套功法後，消失無蹤。

這段旅程讓我深信，八卦導引對於現代人來說，是一個極為寶貴的資源，它不僅可以提升生活品質，更能為我們身心靈的健康保駕護航。

黃思瑋

職業：臺北醫學大學附設醫院／早療專員
上課時間：4 年

　　起初由於工作性質的緣故，自覺應開始培養體力、建立運動習慣；提升反應和增加耐受性。透過師大推廣部的課程，開始從初階、中階至後續決定入門繼續修習。

　　投入八卦導引後，逐漸明白老舍先生所說：「才華是刀刃，辛苦是磨刀石，再鋒利的刀刃，若日久不磨，也會生鏽。」的箇中道理。隨著時間的推移，記憶與專注力開始下降；身體肌肉即便有記憶，但缺乏反覆的練習，很多動作依舊容易生疏。練功有深有淺，期待每次與大家一起練習的機會。

黃素秋

職業：檜山坊／共同創辦人
上課時間：2 年

　　八卦導引讓我找回自己的身體。

　　平日從事芳香情緒療癒課程教學，沈浸在定靜的氣息，也喜歡攀爬大山的超越自我動能。

　　接觸八卦導引讓我感受到兩者的平衡，動靜兼具身心合一，每一轉身、扭腰、上提和下蹲，搭配呼吸調息，方寸須臾間，知自己所能與不及。

　　每次上課，多找回自己的身體一點點，也試著探索更多的可能性，大汗淋漓後身心輕盈自在放鬆。

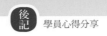

程憶中

職業：程太襪品／負責人
上課時間：1 年

"健康"是無價之寶！

學習「八卦導引」以來，身體內外諸多機能都有調整修復的感覺，明顯感受到的方面有：神經系統精神穩定專注、呼吸系統心肺功能提升、核心肌群強化、筋骨肢體延展性柔軟度改善、動作體態靈活反應年輕化；我更覺得勤練「八卦導引功法」能活化身體機能，有防止老化的駐齡效果。

很幸運能學習到八卦導引這麼好的運動，真的讓我得到強身、健體、養生、調氣、修心的多重效果。

黃綵雯

職業：利達空調股份有限公司
上課時間：2 年

我從小就有個武俠夢，渴望用一身高超的武藝闖蕩在浩瀚的武林，懲惡鋤奸、扶持弱小。因緣際會下我在兩年前接觸到了八卦導引，在老師詳細的解說、指導以及反覆的演練下，這些看似簡單的動作卻讓我漸漸感受到了每個招式背後所蘊含的力量，在每次的緩、慢、輕，勻，上靜下動的擰璇走轉間，自己彷彿就化身為電影《一代宗師》裏那位陰柔凌厲、行若蛟龍的宮二。

這種修習不僅讓我體會到了武術的精緻細膩，也讓感受到了身動心靜的沉靜力量。每一次的練習都讓我更接近我的武俠夢，讓我在現實與夢想之間找到了一條屬於自己的道路。

楊怡慧

職業：第四屆師大樂活 EMBA ／班長
上課時間：2 年

　　猶記第一次看到育愷老師演譯八卦導引的招式，就被那曼妙武姿深深吸引，看似輕巧的手腳擺動，卻輕易地帶起全身的筋骨扭動，結合呼吸、伸展旋轉、撐筋拔骨、行樁踩步，整個人身體呈現柔軟輕盈，充滿自信與平靜。相信該運動能改善我硬梆梆的筋骨，立馬報名參加八卦導引課程。

　　經過了一年半的學習，八卦導引真的提升了我的肌力、肌耐力及柔軟度。原本擁有蝴蝶袖手臂、嬰兒肥的臉、水桶直腰的我，蛻變成結實手臂、瓜子臉、漏斗腰的我，意外還瘦了6公斤，收穫真不少啊！

葉珍玲

職業：國立臺灣師範大學／助理研究員
上課時間：3 年

　　八卦導引中的螺旋運動是宇宙間的基本力量，這種螺旋結構是自然界各種現象的根本，從DNA的雙螺旋結構到宇宙天體的旋轉，都可見其影響。

　　學習八卦導引的招式和步法可以培養身體平衡和協調，並能感受到體力和靈活度的提升。練習過程當中所強調的擰旋與呼吸調控，有助於屏除雜念，專注當下。八卦導引幫助我融合身體和心靈，它不僅改善了身體健康，也帶來了心靈的寧靜及和諧。這門博大精深的武學體系，非常值得一生投入！

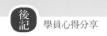

楊高騰

職業：雲林縣體育會國術委員會／執行長
上課時間：6 年

　　導氣令和，引體令柔。是東方導引術裡的特色與核心概念，有別於西方科學化練習型態，更講究「養」練的形式，讓練習者可以舒服與自在的享受練習。然而有利就有弊，關於每次要練習多久時間、或者身體需要感受到什麼強度對於健康最有效益？是東方導引練習體系中，一直沒有很明確答案的問題。而「八卦導引」使用了東方的練習型態再結合了西方準確運動劑量的形式，有效率的運動由是而生。除此之外，八卦導引還結合了腦科學與心靈層面的修養，是健身益腦且能感受東方人文氣息的絕佳運動。真心推薦給正在閱讀的您，一起動起來！

詹章閭

職業：全順機電股份有限公司／總經理
上課時間：2 年

　　接觸八卦導引已經兩年了，在這兩年間先從初階開始練習，包括八式：「猛虎出山」、「大鵬展翅」、「獅子張口」、「白猿獻果」、「力推八馬」、「懷中抱月」、「指天插地」、「青龍探爪」以及定樁的練習，讓我們打好基礎。

　　中階課程將基本的八式練習動樁走圈，學習擺扣步、淌泥步。這時候身體感覺已經打通任督二脈，氣血通暢。到了高階課程，學習八卦行樁步法，領略八卦掌的高深奧妙，身體覺得非常輕盈舒暢。

　　這兩年在張育愷教授的引導下，透過八卦掌初中高階課程學習，帶來身心健康與心靈的富足。也樂意推薦同好，大家一起來學習有益身心的八卦掌。

楊耀中

職業：國中教師
上課時間：3 年

練習八卦掌的便利性，讓我願意從坐式生活中站起來運動了！除了找回規律運動的習慣，每次練習透過「擰旋走轉」全身各個部位，感受每一寸肌肉的延展，能有效發洩工作上的心煩，更可以説是最接近「正念」的一段時刻。

「先天為體，後天為用」代表了八卦掌能走圈也能直趟操練；既能健身也能夠防身，招式多到學都學不完。最令人津津樂道的是：育愷老師十分巧妙地結合傳統武術及現代運動科學，帶著我們穿越古今，體驗八卦掌之美。

趙令儀

職業：第一輔具中心／行政專員
上課時間：6 個月

從2023年6月開始，育愷老師帶領大家認識八卦導引，一開始氣喘吁吁的熱身運動到練習緩慢運氣及吸吐，讓整個身體的氣血循環變得比較好。每一個招式都可以展現出硬功夫，看似柔軟實則汗流浹背！練得時候感覺整個人快要去掉半條命，但經過長期的練習後，身體的靈活度還有肌力慢慢變好了。最難的指天插地，一開始真的是覺得我的老天啊！這怎麼蹲得下去啊！但沒想到經過每週的練習，慢慢就可以蹲下去了。

我也很喜歡練功後的靜坐，可以放空、放鬆。真的得感謝我們的身體，還有感謝老師能讓我們透過八卦導引的練習來活化我們的身心靈。

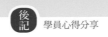

蔡之堅

職業：長榮航空／經理
上課時間：1 年

　　門生10年武術練習，從外家到內家拳，緣承張師父八卦掌。初接觸八卦導引，對上班族久坐與螢幕為伍的朋友在擰旋轉身對體骨筋膜活動上，十分受用，一般短時間伸展真的不夠強化肌力。八卦導引關隘在伸筋拔骨，導氣令和，引體令柔，配合歸元呼吸及內勁轉變，身心正念得固。

　　張教授有傳統武術之內涵，現代科學之知識。見自己，見天地，見眾生。猶如時光的雕刻刀，讓身體的變化告知門生們，力量來自內心。「念念不忘，必有回響。」

蔡尚樺

職業：瑞昱半導體／專案經理
上課時間：2 年

　　學習八卦導引兩年多了，看似基礎動作，卻結合了八卦掌撐筋拔骨的鍛鍊與多面向運動的概念。在這中西合璧的動與靜之間，每次的練習總能有不同層次的收穫與體會。雖然常常練的揮汗如雨，心情卻是愉悅且平靜的，總能讓我忘卻工作上的煩惱與壓力，也讓十幾年來整天坐在電腦前的我重新拾起了對運動的喜愛。

鞏陽熹

職業：水月瑜珈工作室／創辦人
上課時間：3 年

謝謝老師，百忙之中幫我們上課。

從八卦初階、中階、高階，到拜師入門學習已有3年，老師上課非常生動活潑，關注每個學生的學習狀況，並穿插不同的武術故事，結合文化的意涵，除了身體的，鍛鍊，也有內心精神的鍛鍊。

希望好好的學習，身心靈體會中國文化及古人的精髓。

龍筱芬

職業：奇鈦科技股份有限公司／董事長
上課時間：2 年

我最開心的不是我打得好不好，而是學習八卦導引後可以欣賞拳法的力與美，這是一種由內而外的修煉課。每次上完課我都感到非常幸福及滿足，謝謝育愷老師如此認真讓一把老骨頭的我不敢偷懶。現代人生活的壓力很大，八卦導引是值得大力推廣的運動，也是平衡身心靈的好方法。昨晚再一次看老師打蛇纏，還是崇拜不已！

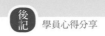

賴勝德

職業：舞動陽光／管理部經理
上課時間：4 年

　　兩年前在畢業論文的謝誌寫上：「感謝育愷老師教導我八卦導引，讓我在家防疫寫論文之餘，可以八卦揉身鍛鍊伸筋」。的確，練習八卦導引，常常練習幾分鐘後，斗大的汗珠就從額頭滴落，身體極度伸展扭轉，筋骨用力卻肌肉放鬆，3D立體走位及左右對稱招式，有效活化大腦認知，增進柔軟度並鍛鍊身體的平衡感。收尾的冥想練習，在老師的意念導引下，放空雜念，專注呼吸吐納，有效舒緩身體，平靜心靈。

　　總而言之，從動身動腦開始，以靜身靜腦收尾，八卦導引是一項全方位的健身體系，能夠為人們帶來身心靈的健康和提升。

謝端純

職業：遠東油脂股份有限公司／董事長
上課時間：2 年

　　因著臺師大EMBA體適能課，跟著育愷老師深入學習八卦掌，確實受益匪淺。

　　老師精心設計八卦掌課程，每堂課的前菜是TABATA訓練，刺激心肺功能、訓練肌耐力。主菜是八卦掌基本功的練習，再深入走淌泥步。老師打拳如行雲流水，實際練習才發現，手腳要能協調還真是大不易。好在老師動作教學詳細，經由不斷地擰旋，蹲膝落胯，配合腳步動作，舒展全身的筋絡，每堂課都有些微的進步。這堂課汗水淋漓之後，送上的甜點是靜坐舒心，由動至靜，與自我產生對話。

　　老師推廣八卦掌運動的熱忱與用心，不僅是健身修心，也包含了藝術文化的涵養，十分令人感佩！

蘇勝中

職業：Ubikitasu Inc. U.S.A.
上課時間：6個月

八卦導引是一種多面向的健身運動，包含柔軟度和身體流動性練習，有效提高暖身效果，減少受傷風險，為高強度鍛煉做好準備。

拉筋增強肌力：拉筋動作增加靈活性，強化肌肉群，提高運動表現，減少疲勞和肌肉酸痛。

大腦功能提升：結合身體和呼吸控制，有助於放鬆大腦，減壓，提升專注力，在關鍵時刻提供心理集中。

穩定體位和呼吸控制：學會穩定體位和深層呼吸技巧，改善姿勢，提高運動效率，減少受傷風險。睡前做5～10分鐘，也有助於入睡。

★2023 IDBF世界龍舟錦標賽中華台北（60+）國手、113公里國際鐵人三項分齡組第三名

蘇鴻亮

職業：外商銀行／資訊工程師
上課時間：6個月

八卦導引是東西方融合的武學身心藝術文化，我隨著教授學習運氣吐納的招式，手動身動地游走於四方空間，內心是專注平靜，縱使汗水淋漓落下，喝水是痛快的。我開始學習八卦導引近五個月，每次上課都深切體驗到扭轉、下腰、轉身等所運動到身體的肌群，都是我們很少觸及的部位。這門課程既可以身心雕琢、且能瘦身，我每星期約減1到2公斤，迄今已減重30公斤了。真是非常感謝教授及助教，我一直很欣賞東方武學，現在能兼顧興趣與健康，真是太幸運了。

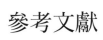

Aghjayan, S. L., Bournias, T., Kang, C., Zhou, X., Stillman, C. M., Donofry, S. D., Kamarck, T. W., Marsland, A. L., Voss, M. W., Fraundorf, S. H., & Erickson, K. I. (2022). Aerobic exercise improves episodic memory in late adulthood: A systematic review and meta-analysis. Communications Medicine, 2, 15.

American College of Sports Medicine. (2021). ACSM's guidelines for exercise testing and prescription (11th ed.). Wolters Kluwer Health.

Ballesteros, S., Kraft, E., Santana, S., & Tziraki, C. (2015). Maintaining older brain functionality: A targeted review. Neuroscience & Biobehavioral Reviews, 55, 453–477.

Cespón, J., Miniussi, C., & Pellicciari, M. C. (2018). Interventional programmes to improve cognition during healthy and pathological ageing: Cortical modulations and evidence for brain plasticity. Ageing Research Reviews, 43, 81–98.

Chang, Y. K., Erickson, K. I., Aghjayan, S. L., Chen, F. T., Li, R. H., Shih, J. R., Chang, S. H., Huang, C. M., & Chu, C. H. (2022). The multi-domain exercise intervention for memory and brain function in late middle-aged and older adults at risk for Alzheimer's disease: A protocol for Western-Eastern Brain Fitness Integration Training trial. Frontiers in Aging Neuroscience, 14, e929789.

Chang, Y. K., Etnier, J. L., Li, R. H., Ren, F. F., Ai, J. Y., & Chu, C. H. (2023). Acute exercise effect on neurocognitive function among cognitively normal late-middle-aged adults with/without genetic risk of AD: The moderating role of exercise volume and APOE genotype. Journals of Gerontology Series A: Biological Sciences and Medical Sciences, glad179.

Chang, Y. K., Labban, J. D., Gapin, J. I., & Etnier, J. L. (2012). The effects of acute exercise on cognitive performance: A meta-analysis. Brain Research, 1453, 87–101.

Chang, Y. K., Nien, Y. H., Chen, A. G., & Yen, G. (2014). Tai Ji Quan, the brain, and cognition in older adults. Journal of Sport and Health Science, 3, 36–42.

Chang, Y. K., Nien, Y. H., Tsai, C. L., & Etnier, J. L. (2010). Physical activity and cognition in older adults: The potential of Tai Chi Chuan. Journal of Aging and Physical Activity, 18(4), 451–472.

Chen, F. T., Etnier, J. L., Chan, K. H., Chiu, P. K., Hung, T. M., & Chang, Y. K. (2020). Effects of exercise training interventions on executive function in older adults: A systematic review and meta-analysis. Sports Medicine, 50(8), 1451–1467.

Chen, F. T., Hopman, R. J., Huang, C. J., Chu, C. H., Hillman, C. H., Hung, T. M., & Chang, Y. K. (2020). The effect of exercise training on brain structure and function in older adults: A systematic review based on evidence from randomized control trials. Journal of Clinical Medicine, 9(4), 914.

Creswell, J. D. (2017). Mindfulness interventions. Annual Review of Psychology, 68(1), 491–516.

Department of Health and Human Services. (2018). Physical activity guidelines for Americans (2nd edition.). Department of Health and Human Services.

Donovan, N. J., & Blazer, D. (2020). Social isolation and loneliness in older adults: Review and commentary of a national academies report. American Journal of Geriatric Psychiatry, 28(12), 1233–1244.

Erickson, K. I., Donofry, S. D., Sewell, K. R., Brown, B. M., & Stillman, C. M. (2022). Cognitive aging and the promise of physical activity. Annual Review of Clinical Psychology, 18(1), 417–442.

Fong, D. Y., Chi, L. K., Li, F., & Chang, Y. K. (2014). The benefits of endurance exercise and Tai Chi Chuan for the task-switching aspect of executive function in older adults: An ERP study. Frontiers in Aging Neuroscience, 6, e295.

Frank, M. G. (2019). Sleep and brain plasticity. In S. K. Jha & V. M. Jha (Eds.), Sleep, memory and synaptic plasticity (pp. 107–124). Springer Singapore.

Freak-Poli, R., Ryan, J., Neumann, J. T., Tonkin, A., Reid, C. M., Woods, R. L., Nelson, M., Stocks, N., Berk, M., McNeil, J. J., Britt, C., & Owen, A. J. (2021). Social isolation, social support and loneliness as predictors of cardiovascular disease incidence and mortality. BMC Geriatrics, 21(1), 1–14.

Gerritsen, R. J. S., & Band, G. P. H. (2018). Breath of life: The respiratory vagal stimulation model of contemplative activity. Frontiers in Human Neuroscience, 12, e397.

Golaszewski, N. M., LaCroix, A. Z., Godino, J. G., Allison, M. A., Manson, J. E., King, J. J., Weitlauf, J. C., Bea, J. W., Garcia, L., Kroenke, C. H., Saquib, N., Cannell, B., Nguyen, S., & Bellettiere, J. (2022). Evaluation of social isolation, loneliness, and cardiovascular disease among older women in the US. JAMA Network Open, 5(2), e2146461.

Gomutbutra, P., Yingchankul, N., Chattipakorn, N., Chattipakorn, S., & Srisurapanont, M. (2020). The effect of mindfulness-based intervention on brain-derived neurotrophic factor (BDNF): A systematic review and meta-analysis of controlled trials. Frontiers in Psychology, 11, e2209.

Holt-Lunstad, J. (2022). Social connection as a public health issue: The evidence and a systemic framework for prioritizing the "social" in social determinants of health. Annual Review of Public Health, 43(1), 193–213.

Holz, N. E., Tost, H., & Meyer-Lindenberg, A. (2020). Resilience and the brain: A key role for regulatory circuits linked to social stress and support. Molecular Psychiatry, 25(2), 379–396.

Huang, X., Zhao, X., Li, B., Cai, Y., Zhang, S., Wan, Q., & Yu, F. (2021). Comparative efficacy of different exercise interventions on cognitive function in patients with MCI or dementia: A systematic review and network meta-analysis. Journal of Sport and Health Science, 11(2), 212–223.

Karim, A. K. M. R., Proulx, M. J., de Sousa, A. A., & Likova, L. T. (2021). Neuroplasticity and crossmodal connectivity in the normal, healthy brain. Psychology & Neuroscience, 14(3), 298–334.

Kleim, J. A., & Jones, T. A. (2008). Principles of experience-dependent neural plasticity: Implications for rehabilitation after brain damage. Journal of Speech, Language, and Hearing Research, 51(1), S225–S239.

Kolb, B., & Whishaw, I. Q. (1998). Brain plasticity and behavior. Annual Review of Psychology, 49(1), 43–64.

Nguyen, L., Murphy, K., & Andrews, G. (2019). Cognitive and neural plasticity in old age: A systematic review of evidence from executive functions cognitive training. Ageing Research Reviews, 53, e100912.

Nien, J. T., Wu, C. H., Yang, K. T., Cho, Y. M., Chu, C. H., Chang, Y. K., & Zhou, C. (2020). Mindfulness training enhances endurance performance and executive functions in athletes: An event-related potential study. Neural Plasticity, 2020, e8213710.

Pernet, C. R., Belov, N., Delorme, A., & Zammit, A. (2021). Mindfulness related changes in grey matter: A systematic review and meta-analysis. Brain Imaging and Behavior, 15(5), 2720–2730.

Ren, F. F., Chen, F. T., Zhou, W. S., Cho, Y. M., Ho, T. J., Hung, T. M., & Chang, Y. K. (2021). Effects of Chinese mind-body exercises on executive function in middle-aged and older adults: A systematic review and meta-analysis. Frontiers in Psychology, 12, e656141.

Shen, C., Rolls, E., Cheng, W., Kang, J., Dong, G., Xie, C., Zhao, X. M., Sahakian, B., & Feng, J. (2022). Associations of social isolation and loneliness with later dementia. Neurology, 99(2), e164–e175.

Sherwood, C. C., & Gómez-Robles, A. (2017). Brain plasticity and human evolution. Annual Review of Anthropology, 46(1), 399–419.

Spampinato, D., & Celnik, P. (2021). Multiple motor learning processes in humans: Defining their neurophysiological bases. Neuroscientist, 27(3), 246–267.

Stahn, A. C., Gunga, H. C., Kohlberg, E., Gallinat, J., Dinges, D. F., & Kühn, S. (2019). Brain changes in response to long antarctic expeditions. New England Journal of Medicine, 381(23), 2273–2275.

Sternberg, R. J., & Sternberg, K. (2017). Cogntive psychology. Cengage Learning.

Tomporowski, P. D., & Pesce, C. (2019). Exercise, sports, and performance arts benefit cognition via a common process. Psychological Bulletin, 145(9), 929–951.

Wei, G. X., Li, Y. F., Yue, X. L., Ma, X., Chang, Y. K., Yi, L. Y., Li, J. C., & Zuo, X. N. (2016). Tai Chi Chuan modulates heart rate variability during abdominal breathing in elderly adults. PsyCh Journal, 5(1), 69–77.

World Health Organization. (2020). WHO guidelines on physical activity and sedentary behaviour. World Health Organization.

Wu, C. H., Nien, J. T., Lin, C. Y., Nien, Y. H., Kuan, G., Wu, T. Y., Ren, F. F., & Chang, Y. K. (2021). Relationship between mindfulness, psychological skills, and mental toughness in college athletes. International Journal of Environmental Research and Public Health, 18(13), e6802.

Wu, M. T., Tang, P. F., Goh, J. O. S., Chou, T. L., Chang, Y. K., Hsu, Y. C., Chen, Y. J., Chen, N. C., Tseng, W. I., Gau, S. S., Chiu, M. J., & Lan, C. (2018). Task-switching performance improvements after Tai Chi Chuan training are associated with greater prefrontal activation in older adults. Frontiers in Aging Neuroscience, 10, e280.

Wu, M. T., Tang, P. F., Tseng, W. I., Hsu, Y. C., Chen, Y. J., Goh, J. O. S., Chou, T. L., Chang, Y. K., Gau, S. S., & Lan, C. (2020). Integrity of the prefronto-striato-thalamo-prefrontal loop predicts Tai Chi Chuan training effects on cognitive task-switching in middle-aged and older adults. Frontiers in Aging Neuroscience, 12, e602191.

Wu, T. Y., Nien, J. T., Kuan, G., Wu, C. H., Chang, Y. C., Chen, H. C., & Chang, Y. K. (2021). The effects of mindfulness-based intervention on shooting performance and cognitive functions in archers. Frontiers in Psychology, 12, e661961.

Zaccaro, A., Piarulli, A., Laurino, M., Garbella, E., Menicucci, D., Neri, B., & Gemignani, A. (2018). How breath-control can change your life: A systematic review on psycho-physiological correlates of slow breathing. Frontiers in Human Neuroscience, 12, e353.

八卦導引
多模式運動全書

第一本結合

☞ **腦科學** X ☞ **運動科學** X

☞ 東方武學圖解的**健腦**、**健心**、**健身**高效運動

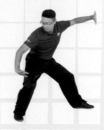

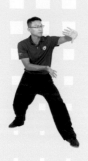

作　　者｜張育愷
責任編輯｜曹馥蘭
協　　力｜李心怡、葉家妏
動作示範｜楊高騰、方仁煜、翁妍菲
攝　　影｜李東陽、鄭博安
插　　圖｜蔣蓉
美術設計｜讀力設計

總 經 理｜李亦榛
特別助理｜鄭澤琪

出　　版｜樂知事業有限公司
電　　話｜(02)2755-0888
傳　　真｜(02)2700-7373
網　　址｜www.sweethometw.com
E m a i l｜sh240@sweethometw.com
地　　址｜台北市大安區光復南路692巷24號1樓

總 經 銷｜聯合發行股份有限公司
電　　話｜(02)2917-8022
地　　址｜新北市新店區寶橋路235巷6弄6號2樓

製　　版｜彩峰造藝印像股份有限公司
印　　刷｜勁詠印刷股份有限公司
裝　　訂｜祥譽裝訂股份有限公司
初版三刷｜2024年3月
定　　價｜380元

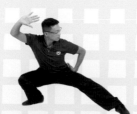

國家圖書館出版品預行編目(CIP)資料

八卦導引多模式運動全書:第一本結合腦科學 x 運動科學 x
東方武學圖解的健腦、健心、健身高效運動 / 張育愷著.
-- 初版.-- 臺北市: 樂知事業有限公司, 2024.1
　面;　公分
ISBN 978-626-97564-1-4(平裝)

1.CST: 健身運動 2.CST: 健康法 3.CST: 拳術

411.711　　　　　112014891